简 易 疗 法 治 百 病 丛 书

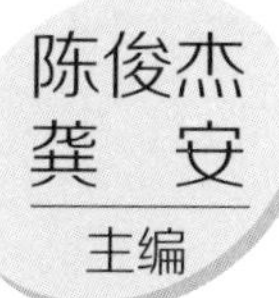

极简耳疗治百病

中国医药科技出版社

内容提要

本书分为基础篇和临床篇，基础篇介绍了耳疗的常识，包括作用机制、耳疗常用方法等；临床篇详细介绍耳疗在内、外、妇、儿等各科常见疾病方面的应用。全书图文并茂，简单易学，可操作性强，适合临床医生及中医爱好者阅读参考。

图书在版编目（CIP）数据

极简耳疗治百病 / 陈俊杰，龚安主编 .— 北京：中国医药科技出版社，2018.6

（简易疗法治百病丛书）

ISBN 978-7-5067-9926-3

Ⅰ . ①极… Ⅱ . ①陈… ②龚… Ⅲ . ①耳－穴位疗法 Ⅳ . ① R245.9

中国版本图书馆 CIP 数据核字（2018）第 012749 号

美术编辑 陈君杞
版式设计 锋尚设计
出版 中国医药科技出版社
地址 北京市海淀区文慧园北路甲 22 号
邮编 100082
电话 发行：010-62227427 邮购：010-62236938
网址 www.cmstp.com
规格 710×1000mm 1/16
印张 12 1/4
字数 186 千字
版次 2018 年 6 月第 1 版
印次 2018 年 6 月第 1 次印刷
印刷 北京九天众诚印刷有限公司
经销 全国各地新华书店
书号 ISBN 978-7-5067-9926-3
定价 36.00 元

编委会

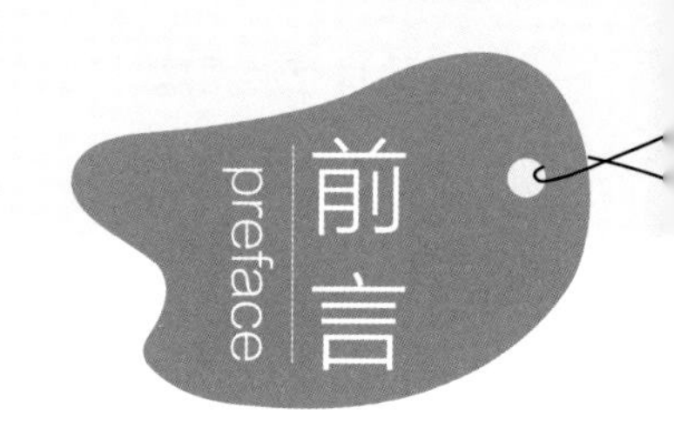

耳疗是中医学宝库的重要组成部分，属中医外治法之一。操作简便、疗效明显，同时易学易懂、用材易取、使用安全，还兼具预防、保健的优点，可谓是中医“简、便、效、廉”的典型代表，长期在民间广泛流传、应用。

同传统中医学相比较，耳疗不把脉、不开方，也不同于早就在医院开展的针灸、按摩，所以虽历史源长，但一直都游离在医疗保健的边缘地带。新中国成立后，在党和国家的重视下，耳疗得到了迅猛的发展，尤其是1992年10月16日，原国家技术监督局（现国家质量监督检验检疫总局）批准，颁布了《中华人民共和国国家标准·耳穴名称与部位》（GB/T13734～1992）。2008年，国家中医药管理局又颁布了新的《中华人民共和国国家标准·耳穴名称与部位》（GB/T13734～2008），对1992年的标准进行了修订。这一系列措施，有力地推动了耳疗的发展。

在生活、工作节奏空前忙碌的现代社会，大力推广耳疗，不仅有助于广大患者病情康复、缩短病程，方便就诊，减轻经济、时间成本，而且在预防、保健方面，也大有用武之地。

本书分为基础篇和临床篇。基础篇简单介绍耳疗的基础知识和操作技能等；临床篇详细介绍耳疗在内、外、妇、儿等临床各科常见疾病以及养生保健方面的应用。在临床应用时，如能把握要旨，则效果当能更明显。

作者在编写本书过程中广泛参考了古今医学文献，结合多位国家级名老中医经验，谨致谢忱。由于笔者学识浅薄，经验不足，书中难免有错漏之处，恳请广大读者不吝赐教，批评指正。

编者

2017年10月23日

于江西中医药大学岐黄国医书院

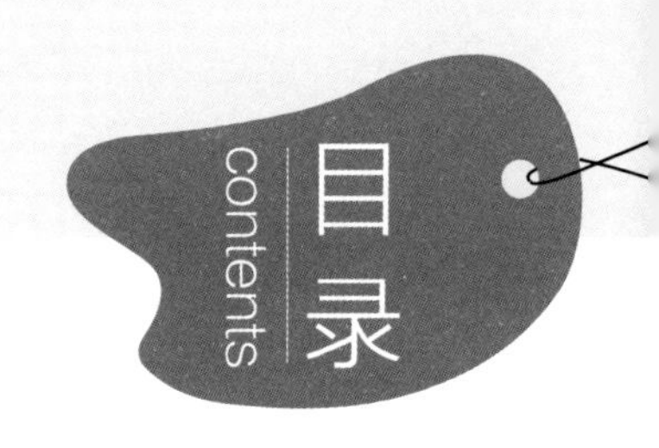

基础篇

临床篇

基础篇

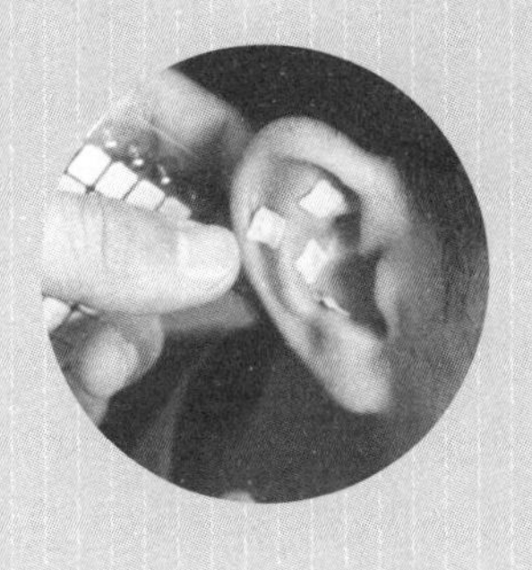

第一节　耳疗概述

耳穴疗法，又称耳穴刺激疗法，主要是通过针刺、压迫、药物贴压等治疗手段刺激耳廓穴位达到预防治疗疾病和保健强身的目的，属于中医外治法之一，是祖国针灸医学的一个分支学科和重要组成部分，是中医学宝库中的宝贵财富。

我国耳疗治病的历史源远流长，经历了一个长期的发展过程。我国最早的医学专著《阴阳十一脉灸经》中就有与咽喉、眼、上肢相联系的“耳脉”的记载。我国第一部系统的医学基础理论专著《黄帝内经》中还通过观察耳廓的部位、大小、形态来判断内脏的情况，有多处记载应用耳朵来诊治疾病的经验和理论。之后，历代的中医文献中都有大量的散见记载。如葛洪的《肘后备急方》，唐代孙思邈《备急千金要方》，宋代《苏沈良方》，明代杨继洲《针灸大成》都有关于耳疗的详细记载。在《厘正按摩要术》，其中有一卷名为《察耳》，详细记述了如何利用耳廓诊断疾病，是世界上首次印载的耳穴图。有关耳穴的诊疗的记载，虽零星散见于历代古籍之中，但对耳穴疗法的创立，确有重大历史意义。只是一直发展缓慢，缺乏系统完整的专著问世，直到新中国成立后，随着科学技术的发展，耳疗得到飞跃发展，并逐步充实了耳疗学的内涵，形成了一个比较系统和完整的学科体系。

耳穴以中医理论为指导，具有作用迅速，简、便、廉、验，易学易用，容易推广，使用安全，副作用少等特点，广泛用于内、外、妇、儿、五官、皮肤等各科，尤其对老幼虚弱之体或不肯服药之人，不能服药之症，具有独特疗效。从中医的角度看，耳疗之所以能治百病，是因为耳与五脏六腑、十二经脉，都有直接或间接联系，在生理和病理方面相互影响。西医学认为耳部的神经血管非常丰富，对耳部的各种刺激，可以兴奋多种感受器，然后感受器接受和传递各种感觉冲动至脊髓核，再传递冲动至大脑，产生治疗作用。

随着医学科学的不断发展，耳穴疗法将会显示越来越广阔的前景，在挖掘、整理、实践的过程中结合和借鉴现代科学技术，必将会有新的发展和推广应用，更好地服务于临床，为人民的卫生保健事业服务。

第二节　耳疗的作用机制

耳，是人体的缩影；耳穴，是机体五脏六腑、四肢百骸的生理病理状态通过经络或神经、体液系统传递到耳廓上的“窗口”，所以通过耳穴防治疾病是遵循耳穴与人体各部位存在着有机联系的规律的。

耳穴不但可以传递和反映人体各部位的生理健康信息，而且人体任何一处发生病变，都通过经络或神经、体液系统传递，使病理—病变信息反应到有关耳穴上来。通过对这些有关耳穴的良性刺激所产生的刺激信号传递到相应脏腑或部位，使通往病所的经络之气血畅通，以推动、驱散病灶中瘀滞之气血，扶正祛邪，调整脏腑，通过一系列复杂的调节过程，使人体的阴阳恢复平衡，促进各项生理功能恢复到平衡状态，达到预防和治疗疾病的目的，从而使病体得到康复。

第三节　耳穴的解剖名称与分布规律

一、耳廓的解剖名称

耳轮　耳廓外缘向前卷曲的部分。

耳轮结节　耳轮后上方一个不太明显的小结节。

耳轮尾　耳轮末段，与耳垂交接处。

耳轮脚　耳轮深入到耳甲内的横行突起。

对耳轮　耳轮内侧，与耳轮相对，上部有分叉的隆起部。由对耳轮体部、对耳轮上脚和对耳轮下脚组成。

对耳轮上脚　对耳轮向上分叉的一支。

对耳轮下脚　对耳轮向下分叉的一支。

三角窝　对耳轮上、下脚之间构成的凹陷。

耳舟　耳轮和对耳轮之间的舟状凹沟。

耳屏　耳廓前面呈瓣状的突起，为外耳道口的屏障，又称耳珠。

对耳屏　耳垂上部，与耳屏相对的隆起部。

屏上切迹　耳屏上缘与耳廓脚之间的凹陷。

屏间切迹　耳屏与对耳屏之间的凹陷。

屏轮切迹　对耳屏与对耳轮之间的凹陷。

耳垂　耳廓最下部无软骨的皮垂。

耳甲艇　耳轮脚以上的耳甲部。

耳甲腔　耳轮脚以下的耳甲部。

外耳道口　耳甲腔内，被耳屏覆盖着的孔窍。

二、耳穴的分布规律

1. 与头面部相应的穴位在耳垂或耳垂邻近。
2. 与上肢相应的穴位在耳舟。
3. 与躯干和下肢相应的穴位在对耳轮和对耳轮上、下脚。
4. 与内脏相应的穴位多集中在耳甲艇和耳甲腔。
5. 消化道在耳轮脚周围呈环形排列。

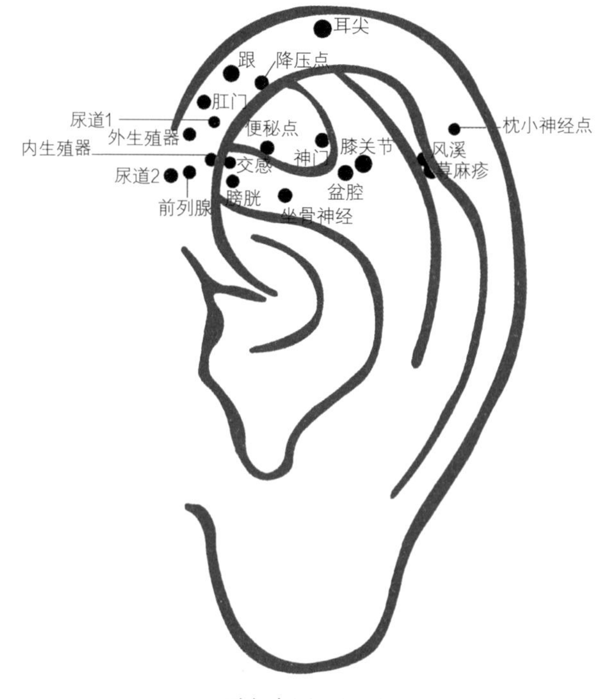

耳穴全图1（上）

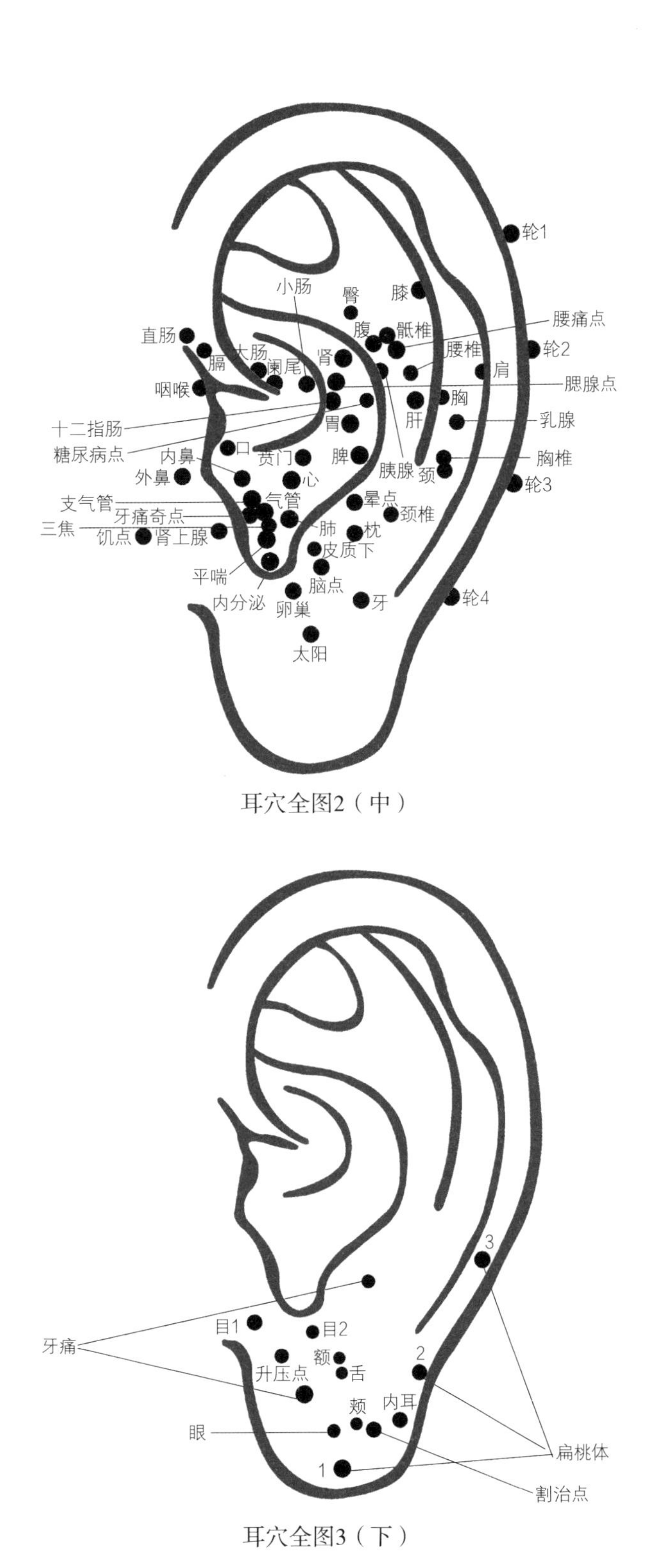

耳穴全图2（中）

耳穴全图3（下）

第四节　耳疗的常用方法

毫针　常用的是针身较短的0.5寸毫针，针身过长或过短操作均不方便。直径在0.23～0.30毫米为宜。针身过粗，针刺时患者剧痛难忍，且出针后容易出血；针身过细，易弯针，不便于操作，也易形成折针。

皮内针　皮内针又称埋针，用于耳穴疗法，是毫针的改良方法。皮内针，分为麦粒型和图钉型（揿针），两型均由直径为0.23～0.28毫米的不锈钢丝制成。特别是揿针更为实用。

压丸　常用的压丸有王不留行籽、莱菔子、白芥子、急性子、赤小豆、六神丸、油菜籽、绿豆、小米和小玻璃球，以及小钢珠等。

注射针　用1毫升或2毫升注射器，配以4号针头（皮试用针头）。

磁疗　材料用恒磁体制成的磁珠或磁片，磁场强度大于0.05特（500高斯）。

放血　用三棱针、小手术刀和毫针。

第五节　耳疗的适应证与禁忌证

一、适应证

耳疗的适应证很广泛，可以治疗的疾病甚多，几乎适用于临床各科诸多疾病。

1. 疼痛性疾病

耳疗具有良好的镇痛功效，有的甚至有立竿见影的功效，取穴时只要找准敏感点，按压时耳廓反应越大疗效越好。临床常见疗效较好的痛证有头痛、偏头痛、三叉神经痛、肋间神经痛、带状疱疹、坐骨神经痛等神经性疼痛；扭伤、挫伤、落枕、劳损等外伤性疼痛；五官、颅脑、四肢各种外科手术后的疼痛；胃痛、心绞痛、胆绞痛、肾绞痛等内脏痉挛性疼痛以及其他疼痛，都有很好的止痛作用。

2. 炎症性疾病

临床观察表明，耳穴疗法可加速炎症的吸收，促使炎症消散。对急性结膜炎、中耳炎、扁桃体炎等五官科疾病；对内脏的炎症，如胆囊炎、胃炎、肠炎、阑尾炎、盆腔炎等；对神经性炎症，如末梢神经炎、面神经炎、坐骨神经炎等；运动性炎症，如关节炎、肩周炎、软组织损伤性炎症等，均有一定的消炎止痛功效。

3. 功能性疾病

耳疗对一些功能性疾病具有良性调理作用，促进疾病的缓解和痊愈，并可控制临床症状，促使病理变化恢复正常。如眩晕症、心律失常、高血压、多汗、月经不调、遗尿、神经衰弱、癔症等，可在短期内见到较好的效果。

4. 过敏性疾病

耳疗对毛细血管通透性具有很明显的调整作用，对组胺引起的血管通透性增加具有明显的对抗作用。对过敏性疾病患者的血清补体有一定程度的提高，且表现为调节作用，如对过敏性鼻炎、哮喘、过敏性结肠炎、荨麻疹等具有消炎、脱敏，改善免疫功能的作用。

5. 内分泌疾病

耳疗对内分泌及代谢性疾病中的许多病证，可取得较满意的效果。如对单纯性甲状腺肿、甲状腺功能亢进、更年期综合征等，有改善功能、减少药量等辅助治疗作用，在治疗、调理内分泌系统功能的过程中，还常伴有相应的内分泌腺体形态学的改变，因而其治疗作用比较稳定。

6. 传染性疾病

耳疗对一部分传染性疾病，如菌痢、青年扁平疣等，能恢复和提高机体的免疫防御功能，加速疾病的治愈。可使长期降低的抗体，重现效价增高。此外，还可通过细胞免疫功能、白细胞吞噬功能、网状内皮系统功能、体液免疫功能等调理达到治疗目的。

7. 慢性疾病

耳疗对内、外、妇、儿、五官、皮肤等科的几十种慢性疾病起到良好的治疗作用，腰腿痛、肩周炎、消化不良、肢体麻木、慢性胆囊炎、慢性胃炎、慢性肠炎、慢性咽炎、慢性盆腔炎等都可以通过耳疗改善或减轻症状。此外，还可以预防感冒、晕车、晕船及预防、处理输血输液反应；并可用于戒烟、戒酒、减肥等。

二、禁忌证

耳疗比较安全，一般没有绝对的禁忌证，但在以下几种情况下应予注意。

1. 严重的心脏病患者应慎用，更不宜强刺激。
2. 对周身水肿波及耳廓出现水肿时不宜使用，以免损伤耳廓皮肤。

3. 患有严重器质性疾病及伴有高度贫血者不宜使用。

4. 耳廓有损伤或炎症，如湿疹、溃疡、冻疮等情况时不宜使用。

5. 怀孕期间应慎用，有习惯性流产史的孕妇应忌用。

耳疗的禁忌证虽然应注意，但并不是绝对不变的，应根据患者当时的机体功能状态来决定。

第六节　耳疗的注意事项

耳疗虽然临床应用很方便、安全，但必须注意以下各点：

1. 在治疗前应详细询问病史，仔细检查，明确诊断，防止误诊。

2. 必须注意进行严格的消毒，以防感染。因为耳廓的形态、结构特殊，又暴露在外，容易感染，因此术前要消毒。若术后见针孔周围焮红，耳廓肿痛，必须涂2%的碘酒，并且服用消炎药物，针具也要进行术前消毒。

3. 患者在大饥、大饱、大醉、大累之后，或体质极度虚弱、精神极其紧张、严重贫血、大失血、大病之后，均不宜用过重的刺激手法，而且在治疗前应先休息30~60分钟，取卧位施术。

4. 为了获得良好的疗效，一定要利用按压来寻找准确的耳穴压痛点和敏感点。但压力要均匀，操作时间要统一。在操作时要做到防止感染和擦伤。在探测时，耳廓皮肤要保持干燥清洁，不要用力擦揉，以防血管扩张而影响治疗效果。

5. 埋针时耳廓不能洗浴，以防感染。

6. 应随时注意观察和了解患者的感觉变化，注意刺激效果和针感。为了提高人体的反应度，必须以耳穴操作时局部感到酸、麻、胀、痛或有热感传导为度，注意操作时手法应由轻到重，用力均匀。

7. 对久治不愈或病情反复的患者，应及时总结经验，调整治疗方案及刺激强度、手法，并判断诊断等是否正确、恰当，必要时可配合其他疗法，以免延误治疗。

临床篇

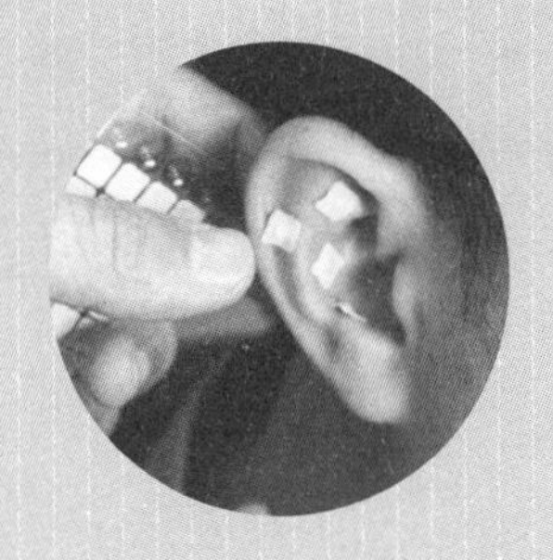

第一章 内科疾病

第一节 上呼吸道感染

上呼吸道感染是由多种病原微生物引起的一种最常见的上呼吸道疾病，其临床表现有咽干、喉痒、喉痛、鼻塞流涕、喷嚏、畏寒发热、咳嗽、全身乏力、关节酸痛等。

90%左右由病毒引起，细菌感染常继发于病毒感染之后。该病四季、任何年龄均可发病，通过含有病毒的飞沫、雾滴，或经污染的用具进行传播。常于机体抵抗力降低时，如受寒、劳累、淋雨等情况或由外界侵入的病毒或细菌，迅速生长繁殖，导致感染。该病预后良好，有自限性，一般5～7天痊愈。常继发支气管炎、肺炎、副鼻窦炎，少数人可并发急性心肌炎、肾炎、风湿热等。

本病属中医学“感冒”、“伤风”等范畴。

耳穴贴压

【取穴】肺、内鼻、脾、肾上腺、内分泌、耳尖（图1–1–1）。

【操作】采用75%的乙醇自上而下消毒耳廓，找准穴位后，将王不留行籽耳穴贴贴紧并稍加压力，手法由轻到重，使耳朵感到发热、发胀、放射感为宜。每日3～5次，每次2～5分钟，两耳交替贴压，7天更换1次。

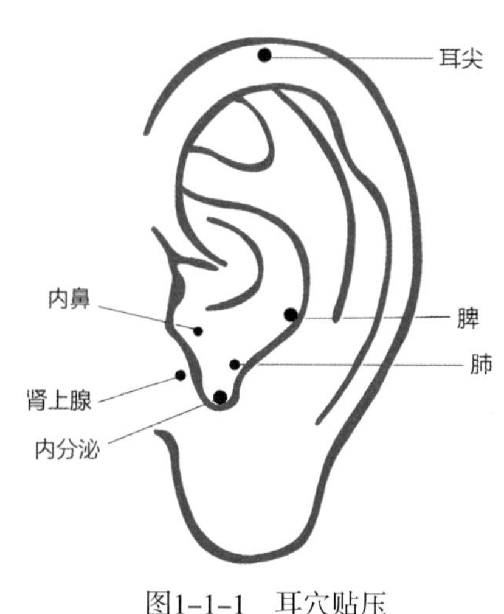

图1–1–1　耳穴贴压

耳穴按压

【取穴】胃、脾、心、小肠、十二指肠、交感、神门、内分泌、皮质下（图1–1–2）。

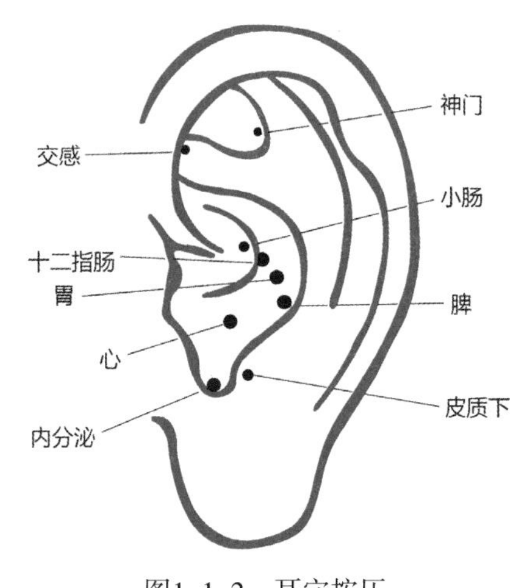

图1–1–2　耳穴按压

【操作】先以75%乙醇棉球擦耳廓皮肤，再用干棉球擦净。按压上述耳穴至发热潮红。按压时注意将拇、食二指分置耳廓内外侧，寻得敏感点后，即采用一压一放式按压法，反复对压，每穴持续半分钟左右。按压的强度当根据自我的感受，不可太过用力。每次3～5分钟，5天为1个疗程。

耳穴针刺

【取穴】肺、内鼻、咽喉（图1–1–3）。

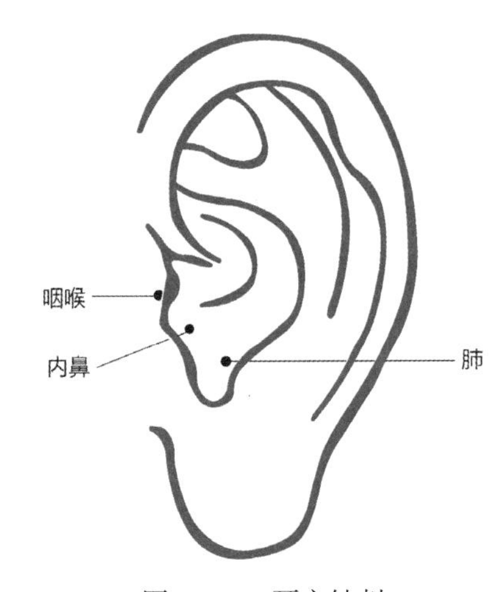

图1–1–3　耳穴针刺

【操作】找准穴位，然后将局部进行常规消毒，进针的时候左手固定耳廓，右手以半寸毫针垂直地刺入软骨，刺激的强度与手法要视个人的具体情况来定，针刺的深度要根据个人耳廓厚薄来灵活掌握。一般情况下，刺入皮肤2～3分即可，不能刺穿对侧的皮肤。留针时间一般不能少于20～30分钟，期间可以间断地捻针，以增强刺激。在起针的时候左手要托住耳背，而右手起针，并用消毒棉球来压迫针眼以避免出血，并要用碘酒再次涂擦1次。

常规行泻法。如体质偏弱或老人、儿童，则用平补平泻法。每日针1次，中病即止。

上呼吸道感染的日常保健和防护

因上呼吸道感染是最常见的呼吸道疾病，且人群普遍易感，每个人每年都有几次上呼吸道感染发生，流感季节要加强防护。

（1）平时加强锻炼、增强体质。

（2）生活饮食规律，改善营养。

（3）避免受凉和过度劳累，有助于降低易感性。

（4）加强个人防护，避免与流感病人接触，流感流行季节外出应戴口罩，避免在人多的公共场合出入。

（5）在空气和温度比较好的时间开窗通风，保持居住环境清洁，减少病毒和细菌的滋生。

第二节　急性支气管炎

急性气管–支气管炎是气管–支气管黏膜的急性炎症，可因病毒和（或）细菌感染、理化刺激、过敏反应等引起，也可继发于急性上呼吸道感染。多发于寒冷季节或气候突变时。主要病理表现为气管、支气管黏膜充血、水肿，腺体肥大，分泌物增加，继发细菌感染时可有黏液脓性分泌物。

急性气管–支气管炎主要症状为咳嗽、咳痰。起病较急，首发症状多为上呼吸道感染，继而出现咳嗽、咳痰。初为干咳或少量黏液性痰，以后转为黏液脓性痰，痰量增多，咳嗽加剧，偶尔痰中带血。全身症状一般较轻，可有发热（38℃左右），多于3～5天后正常。咳嗽与咳痰常延至2～3周后消失，部分患者可发展为慢性支气管炎。

急性支气管炎多以咳嗽为主要症状，中医学将之归于“外感咳嗽”范畴。

耳穴放血

【取穴】耳尖（图1–2–1）。

【操作】先用左手拇指、食指在整个耳廓上做轻柔按摩，使其充血，严格消毒耳尖穴，提捏并固定耳廓，右手持采血针刺入耳尖穴1～2毫米，随即快速退针，轻柔挤按针孔，使其自然出血，放血数滴，血色改变以血色由紫暗或深红色变为鲜红为准，完毕后再常规消毒针眼，最后用干棉球按压止血。

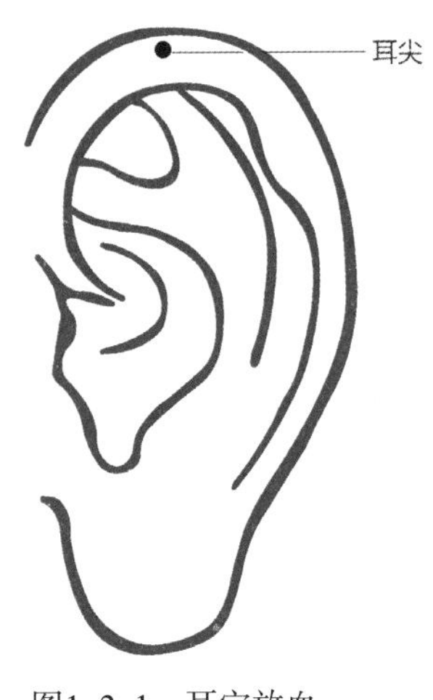

图1–2–1　耳穴放血

耳穴贴压

【取穴】支气管、肺、肾上腺、大肠（图1–2–2）。

【操作】采用75%的乙醇自上而下消毒耳廓，找准穴位后，将王不留行籽耳穴贴贴紧并稍加压力，手法由轻到重，使耳朵感到发热、发胀、放射感为宜。首先贴于左耳3天后换帖右耳。每天轻轻按压4～6次，每次2～5分钟，6天为1个疗程。

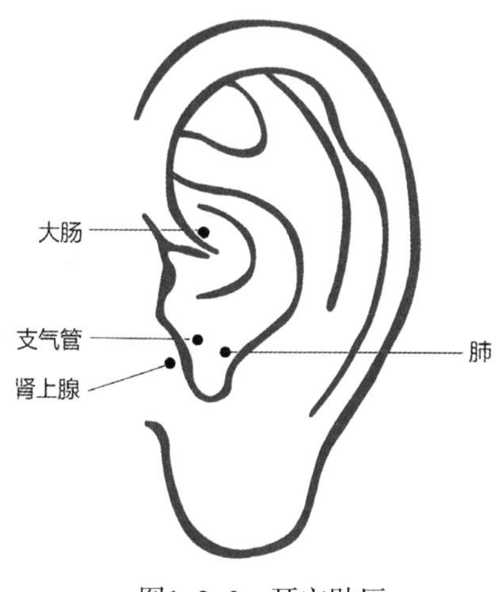

图1-2-2　耳穴贴压

小贴士

饮食须知

（一）宜进食食物

（1）清淡流质饮食如牛乳、豆浆、米汤、稀释肉汤、新鲜菜汁或果汁（过滤）等。

（2）痰多、严重咳嗽者可多食用有化痰止咳作用的食物，如陈皮、莱阳梨等。

（二）忌（少）用食物

（1）忌用腌熏、蜜饯制品，忌用过冷、过热食物。

（2）忌用葱、姜、蒜、芥末等辛辣调味品。

（3）忌用茶叶、咖啡、巧克力。

第三节　支气管哮喘

支气管哮喘简称哮喘，它是一种慢性气道非特异性炎性疾病，以气流受阻和气道高反应性为特征。通俗地说，就是反复地、发作性地咳嗽、喘憋。医生通常可根据典型的症状、体征或肺功能检查确诊。

支气管哮喘属中医学“哮证”、“喘证”范畴。

耳穴贴压

【取穴】肺、支气管、平喘、肾上腺（图1–3–1）。

【操作】采用75%的乙醇自上而下消毒耳廓，找准穴位后，将王不留行籽耳穴贴贴紧并稍加压力，手法由轻到重，使耳朵感到发热、发胀、放射感为宜。每日按压穴位处2～3次，每次50～100下，压至稍有痛感为宜。哮喘发作期每周2次，两耳交替贴药，每次贴药前须洁净耳穴部位。缓解期每周1次，10次为一疗程。

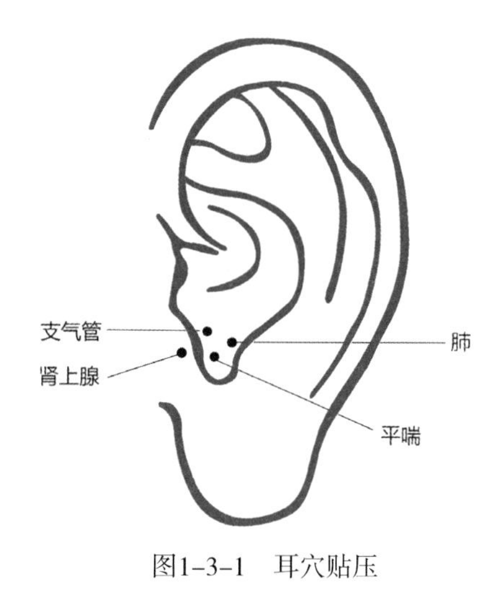

图1–3–1　耳穴贴压

耳穴按压

【取穴】平喘、肾上腺、气管、皮质下、交感、肺、脾、肾（图1–3–2）。

【操作】先以75%乙醇棉球擦耳廓皮肤，再用干棉球擦净。按压上述耳穴至发热潮红。按压时注意将拇、食二指分置耳廓内外侧，寻得敏感点后，即采用一压一放式按压法，反复对压，每穴持续半分钟左右。按压的强度当根据自我的感受，不可太过用力。每次3～5分钟，每天按压3次，左右耳穴交替选用，15次为一疗程。

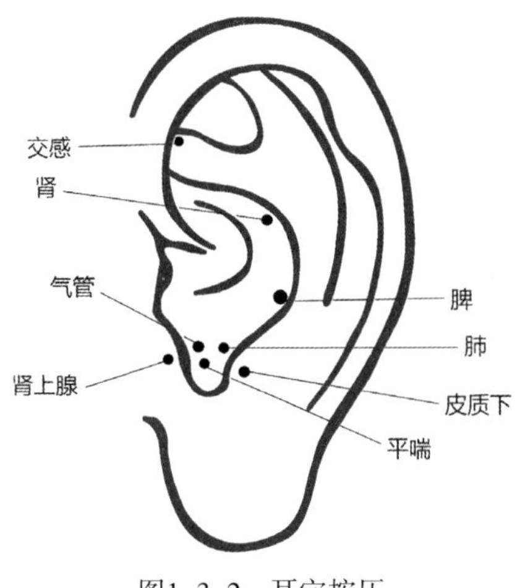

图1–3–2 耳穴按压

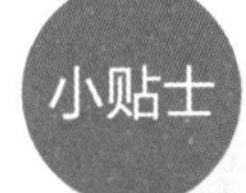

（1）支气管哮喘是气道非特异性炎症，通俗地说就是用抗菌药治疗效果不佳的炎症。

（2）哮喘的气道高反应性，通俗地说就是对正常人不构成刺激的气味，如冷风、油烟，甚至香水气味等，相对于哮喘患者来说，可能诱发灾难性的发作；一般刺激性的气味，哮喘患者会反应更厉害，如哮喘患者无法忍受房子装修气味。长达2个月无明显诱因的咳嗽，一定要去医院就诊，排除是否有哮喘存在。

第四节　冠心病

“冠心病”是冠状动脉粥样硬化性心脏病的简称，多由于脂质代谢不正常，血液中的脂质沉着在原本光滑的动脉内膜上，形成类似粥样的脂类物质堆积而成白色斑块，称为动脉粥样硬化病变。这些斑块渐渐增多造成动脉腔狭窄，使血流受阻，导致心脏缺血，产生心绞痛。

冠心病属中医学“胸痹”、“真心痛”等范畴。

耳穴贴压

【取穴】心、肾、神门、交感、皮质下（图1–4–1）。

【操作】采用75%的乙醇自上而下消毒耳廓，找准穴位后，将王不留行籽耳穴贴贴紧并稍加压力，手法由轻到重，使耳朵感到发热、发胀、放射感为宜。反复对压，每穴持续2分钟，单侧取穴，夏天留置3天、冬天留置5天后更换另一侧耳穴，疗程为10天左右。

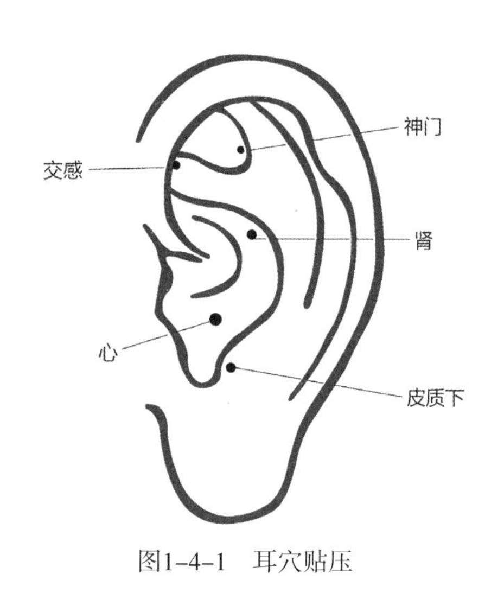

图1–4–1　耳穴贴压

耳穴按压

【取穴】心、脾、交感、神门、皮质下、内分泌（图1–4–2）。

【操作】先以75%乙醇棉球擦耳廓皮肤，再用干棉球擦净。按压上述耳穴至发热潮红。按压时注意将拇、食二指分置耳廓内外侧，寻得敏感点后，即采用一压一放式按压法，反复对压，每穴持续半分钟左右。按压的强度当根据自我的感受，不可太过用力。每日按压诸穴2次，每次5～10分钟。

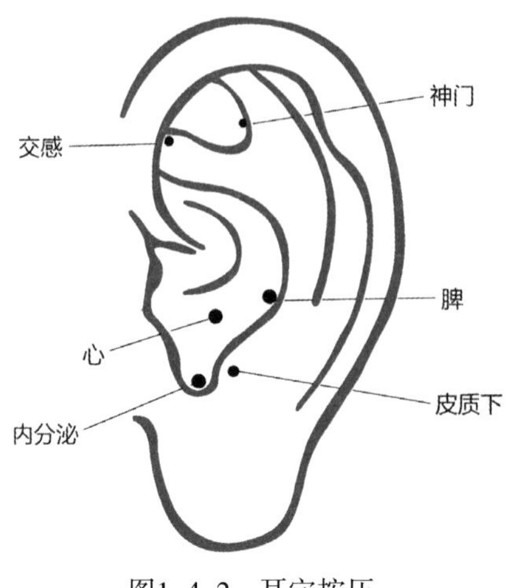

图1-4-2　耳穴按压

小贴士

当你在日常生活中出现下列现象时，应提高警惕，及时求医，以便早期发现冠心病。

（1）劳累或紧张时突然出现胸骨后或左胸部疼痛，伴有出汗或放射到肩、手臂或颈部。

（2）体力活动时有心悸、气短、疲劳和呼吸困难感。

（3）饱餐、寒冷、看惊悚影片时感心悸、胸痛。

（4）在公共场所或会场中，或上楼爬山时，比自己以前，特别比别人容易感到胸闷、心悸、呼吸不畅和空气不够。

（5）晚间睡眠枕头低时，感到憋气，需要高枕卧位；熟睡或恶梦过程中突然清醒，感到心悸、胸闷、呼吸不畅，需要坐起后才好转。

（6）性生活时感到心悸、胸闷或胸痛不适等。

（7）长期发作的左肩痛，经一般治疗反复不愈。

（8）反复出现脉搏不齐，过速或过缓。

第五节　心律失常

心律失常是冠心病患者常见并发症，患者同时伴有头晕眼花、胸闷心悸、休克、晕厥等症，甚至出现急性猝死。

中医学认为心律失常属于“胸痹”、“怔忡”、“心悸”范畴。

耳穴针刺

【取穴】心、交感、神门、枕、皮质下（图1–5–1）。

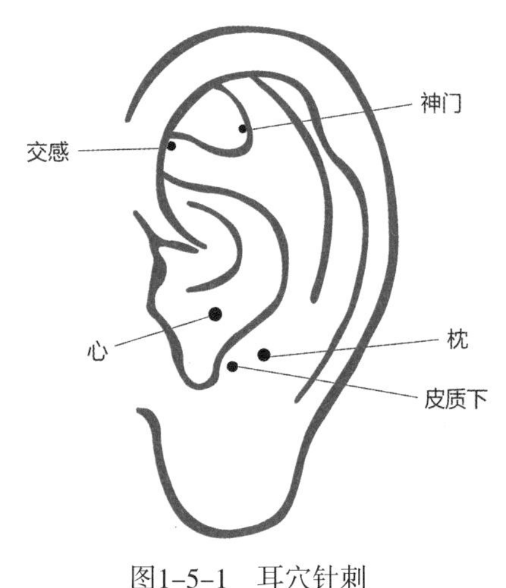

图1–5–1　耳穴针刺

【操作】找准穴位，然后将局部进行常规消毒，进针的时候左手固定耳廓，右手以半寸毫针垂直地刺入软骨，刺激的强度与手法要视个人的具体情况来定，针刺的深度要根据个人耳廓厚薄来灵活掌握。一般情况下，刺入皮肤2～3分即可，不能刺穿对侧的皮肤。留针时间一般不能少于20～30分钟，期间可以间断地捻针，以增强刺激。在起针的时候左手要托住耳背，而右手起针，并用消毒棉球来压迫针眼以避免出血，并要用碘酒再次涂擦1次。每天1次，每次1侧耳穴，两耳交替。10次为1个疗程。

耳穴贴压

【取穴】心、交感、皮质下、神门、肺、肾上腺、内分泌（图1–5–2）。

【操作】采用75%的乙醇自上而下消毒耳廓，找准穴位后，将王不留行籽耳穴贴贴紧并稍加压力，手法由轻到重，使耳朵感到发热、发胀、放射感为宜。双耳取穴，每日按压丸4次，每次各穴压40～60下。每3～4天更换一次，10次为一疗程。

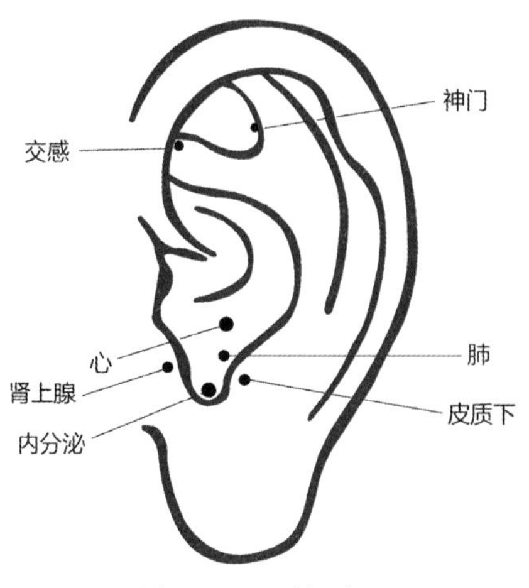

图1-5-2　耳穴贴压

小贴士

如何预防心律失常

规律的作息，适量的运动，节制的饮食是预防心律失常的基本途径。

（1）饮食要定时定量，不饮浓茶不吸烟。

（2）养成按时作息的习惯，保证睡眠。因为失眠可诱发心律失常。

（3）运动要适量，量力而行，不勉强运动或运动过量，不做剧烈及竞赛性活动，可做气功、打太极拳。

（4）洗澡水不要太热，洗澡时间不宜过长。

（5）养成按时排便习惯，保持大便通畅。

（6）节制性生活，避免着凉，预防感冒。

（7）不从事紧张工作，不从事驾驶员工作。

第六节　头痛

头痛，顾名思义是一种以头部疼痛为主要症状的疾病，是临床上最常见的症状之一，可发生于各种急慢性疾病的过程中，如颅内疾病、五官、心血管疾病以及各种急性感染等。

耳穴贴压

【取穴】额、枕、神门、皮质下（图1–6–1）。

【操作】采用75%的乙醇自上而下消毒耳廓，找准穴位后，将王不留行籽耳穴贴贴紧并稍加压力，手法由轻到重，使耳朵感到发热、发胀、放射感为宜。每日压穴3～6次，每次按压2～3分钟。每3天换一耳，6天为一疗程。

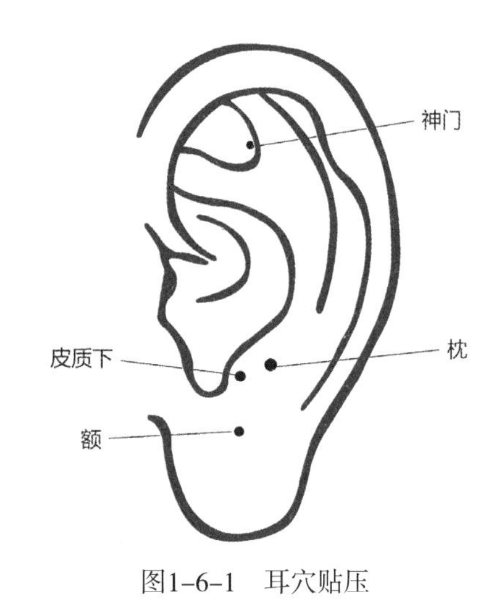

图1–6–1　耳穴贴压

耳穴针刺

【取穴】额、枕、脑、肝、肾、神门、皮质下、枕小神经点（图1–6–2）。

【操作】每次选4～5穴，交替施治。找准穴位，然后将局部进行常规消毒，进针的时候左手固定耳廓，右手以半寸毫针垂直地刺入软骨，刺激的强度与手法要视个人的具体情况来定，针刺的深度要根据个人耳廓厚薄来灵活掌握。一般情况下，刺入皮肤2～3分即可，不能刺穿对侧的皮肤。留针10～20分钟，期间间断地捻针以增强刺激。在起针的时候左手要托住耳背，而右手起针，并用消毒棉球来压迫针眼以避免出血，并要用碘酒再次涂擦1次。每日1次，5次为一疗程。

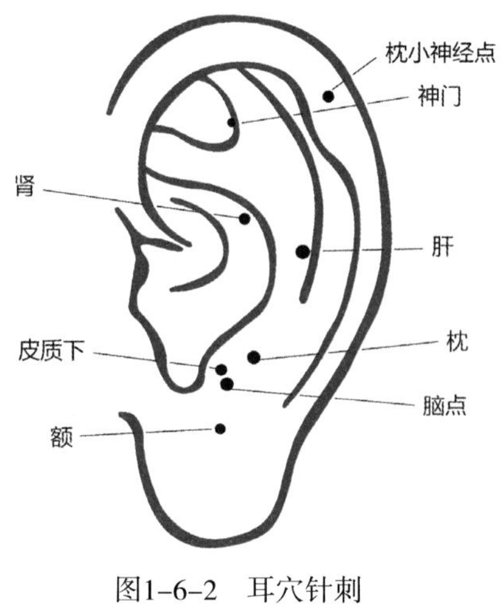

图1–6–2　耳穴针刺

小贴士

头痛的预防

（1）养成良好的生活习惯。注意休息，按时睡觉，最好不要熬夜，保持环境安静，光线不宜过强。早起锻炼身体，呼吸新鲜空气，戒烟戒酒，养成好习惯，提高自身免疫力。

（2）保持每天好心情，控制好自己的情绪，保持心情愉悦，不宜烦躁，发怒，避免精神刺激。

（3）养成良好的饮食习惯，应饮食清淡，少食肥甘厚腻、辛辣的食物，多食用新鲜蔬菜、水果，忌暴饮暴食，以免损伤脾胃。

第七节　眩晕

眩晕是临床中一种常见的症状，是由空间定向障碍所引起的运动错觉。眩晕又称“眩冒”、“眩运”。

眩，即目眩，指视物昏花、模糊不清；晕，即头晕，是自身或周围景物旋转。二者常同时并见，故统称为眩晕。此症的发作同机体多系统器官有着密切关系，发病率随年龄增高而上升。

耳穴贴压

【取穴】心、肝、肾、交感、内耳、神门（图1–7–1）。

【操作】采用75%的乙醇自上而下消毒耳廓，找准穴位后，将王不留行籽耳穴贴贴紧并稍加压力，手法由轻到重，使耳朵感到发热、发胀、放射感为宜。按压3～5次/天，每穴按压1～2分钟/次。隔日更换1次，双耳交替贴压。眩晕严重者可延长按压时间，并可在对侧耳穴同时贴压，以增强效果。

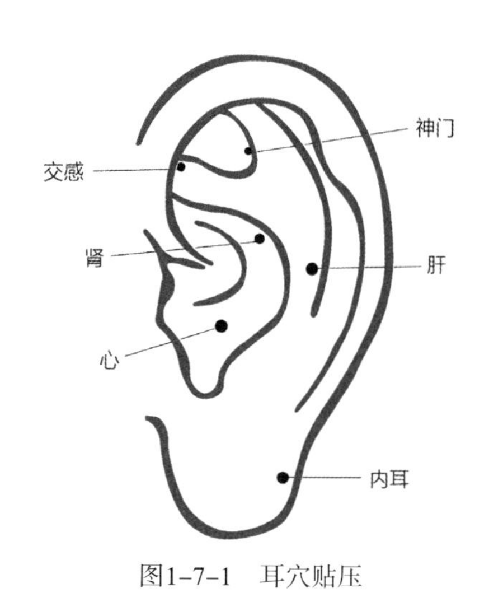

图1–7–1　耳穴贴压

耳穴埋豆

【取穴】脑点、神门、交感、皮质下（图1–7–2）。

【操作】用米粒大小的冰片，在0.5厘米×0.5厘米的橡皮膏中心放置，在双耳穴位贴压，每次2～3个穴位，3天换1次，1个疗程为4次。

【注意】用药时需严密封锁橡皮膏周围，以免冰片挥发。部分患者在贴药后容易嗜睡，之后变清醒，无需多虑。

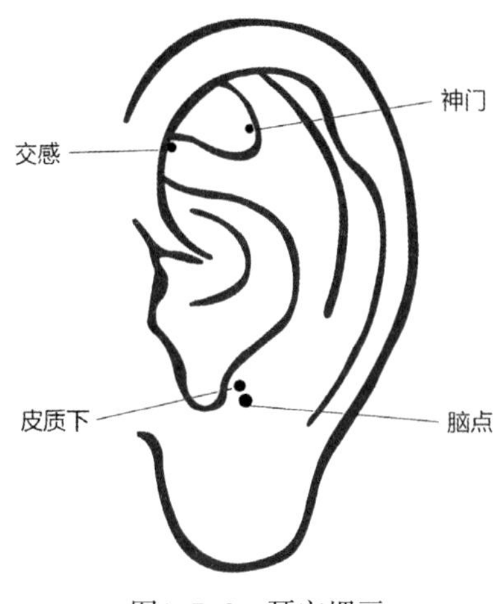

图1-7-2　耳穴埋豆

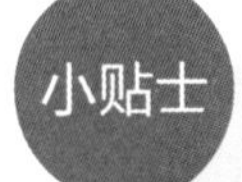

发作时的一般处理

（1）让患者卧床休息，避免不必要的体位变动和颈部屈曲，可使用低而软的枕头，保持呼吸道通畅。

（2）有条件者立即送医院神经内科或耳鼻喉科就诊，必要时行头颅CT或核磁共振检查及时确诊。

第八节　失眠

失眠是指睡眠的始发和维持发生障碍，无法入睡或保持睡眠状态、睡眠不足，致使睡眠质量不能满足个体生理需要，而明显影响患者白天活动的一种睡眠障碍综合征。

本病属中医学“不寐”、“少寐”、“不得卧”的范畴。

耳穴贴压

【取穴】心、肾、神门、交感、皮质下（图1–8–1）。

【操作】采用75%的乙醇自上而下消毒耳廓，找准穴位后，将王不留行籽耳穴贴贴紧并稍加压力，手法由轻到重，使耳朵感到发热、发胀、放射感为宜，按压约1～2分钟，轻者取单侧，重者可取双侧，每天按压3～5次，每次1～2分钟，临睡前按压1次，效果更佳。

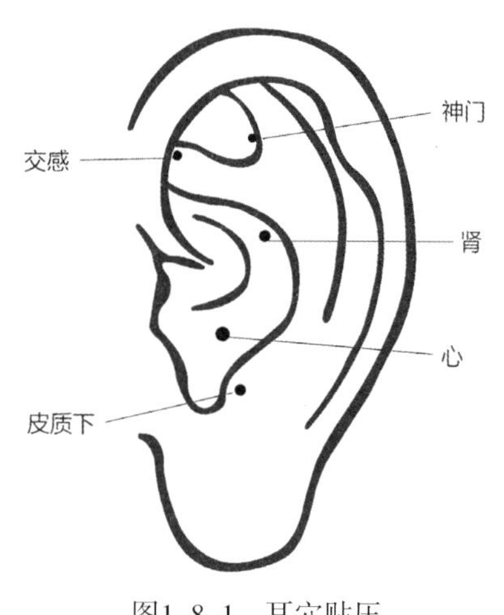

图1–8–1　耳穴贴压

耳穴针刺

【取穴】枕、神门、皮质下（图1–8–2）。

【操作】找准穴位，然后将局部进行常规消毒，进针的时候左手固定耳廓，右手以半寸毫针垂直地刺入软骨，刺激的强度与手法要视个人的具体情况来定，针刺的深度要根据个人耳廓厚薄来灵活掌握。一般情况下，刺入皮肤2～3分即可，不能刺穿对侧的皮肤。留针15～30分钟，期间间断地捻针以增强刺激。在起针的时候左手要托住耳背，而右手起针，并用消毒棉球来压迫针眼以避免出血，并要用碘酒再次涂擦1次。隔日1次，两耳交替，5次为一疗程。

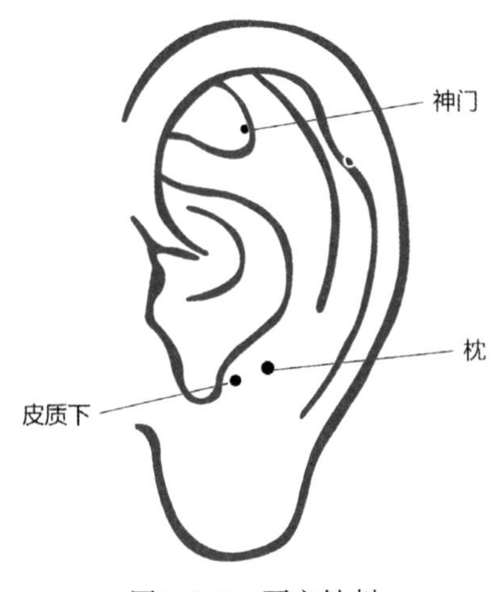

图1-8-2　耳穴针刺

小贴士

（1）要想拥有安稳的睡眠，必须内心安宁平和。

（2）多数失眠者患的是“失眠担心症”，开始时是偶然事件造成的偶然睡不着，后来则是因为担心失眠而导致失眠，形成恶性循环并深陷其中无法自拔。

（3）对于担心失眠者来说，只要消除了紧张担心的感觉和条件反射，内心安宁了，睡眠自然就正常了。

第九节　神经衰弱

神经衰弱是一种以大脑和躯体功能衰弱为主的神经症。以精神易兴奋却又易疲劳为特征，常伴有紧张、烦恼、易激惹等情绪症状及肌肉紧张性疼痛、睡眠障碍等生理功能紊乱症状。全国流行病学调查，神经衰弱患病率为1.3%。

本病属中医学“不寐”、“郁证”、“心悸”、“虚劳”等范畴。

耳穴按压

【取穴】心、肾、神门、皮质下（图1-9-1）。

【操作】取绿豆两粒，用食指将绿豆左右各一按压于患者耳前的耳甲腔内，拇指贴在耳背的对应部位，然后食指、拇指相配合轻轻捻压滚动绿豆，捻压力度由轻到重，轻重结合，以轻柔缓慢、患者能够耐受为宜。每日3～5次，每次5～10分钟。

注意：勿在患者饭后饱腹时操作，捻压滚动的力度要适宜；还应根据患者神经衰弱证候的虚实，把握操作力度及选取重点捻压滚动的穴位。

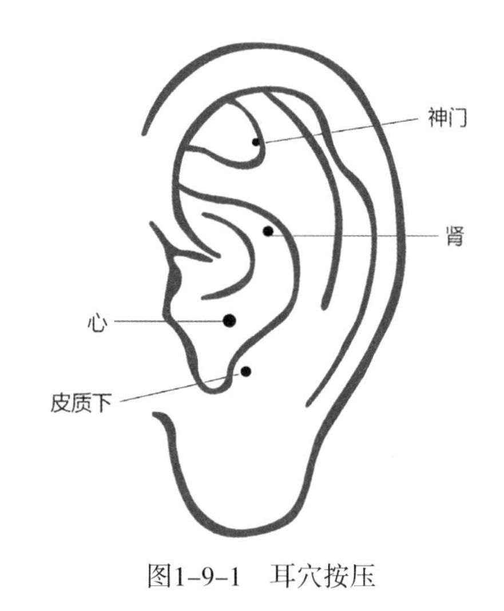

图1-9-1　耳穴按压

耳穴贴压

【取穴】心、脾、肝、交感、神门、内分泌、皮质下（图1-9-2）。

【操作】采用75%的乙醇自上而下消毒耳廓，找准穴位后，将王不留行籽耳穴贴贴紧并稍加压力，手法由轻到重，使耳朵感到发热、发胀、放射感为宜，两耳交替使用，每天按压耳穴3次。

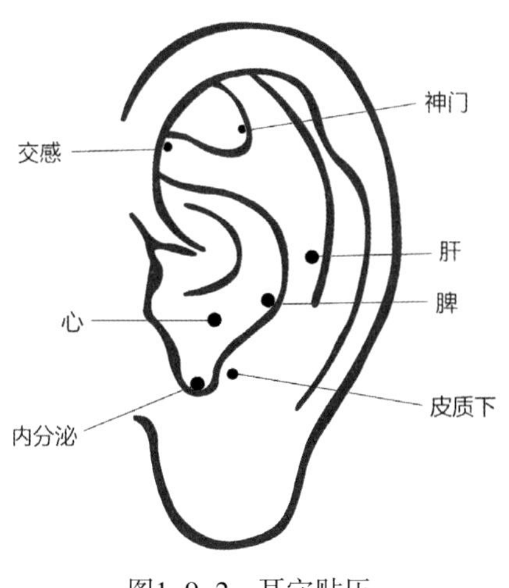

图1-9-2　耳穴贴压

小贴士

神经衰弱的自我诊断

（1）脑力不足、精神疲劳：自感精力不足、不能用脑，或脑力迟钝、不能集中注意力、记忆力减退。特别对人名、地名、数字更难记住，但对自己的疾病发展经过、对给自己诊过病的医生则记得清清楚楚。

（2）神经过敏：不能放松神经、消除疲劳，反而精神特别兴奋，经常浮想联翩，脑子常在“放电影”。对周围的声音、光线特敏感，对其强弱的变化“斤斤计较”。

（3）情绪波动、易烦易怒：表现为轻度的抑郁心境，终日唉声叹气，愁眉苦脸。有的表现情绪急躁，喜与别人争吵，工作稍不顺心，就对别人发脾气。

（4）睡眠障碍：失眠较多见，睡到床上就恐惧紧张，害怕睡不好，结果是越想越睡不着。每当夜深人静时，躺在床上胡思乱想。焦虑与失眠，互为因果，形成了恶性循环。

（5）躯体不适：感到头痛、头重、头胀、头部紧压感、颈项僵硬，有的还表现为腰背、四肢肌肉痛。这种疼痛的程度与劳累无明显关系，即使休息也无法缓解。

第十节　高血压

在静息（安静）状态下，非同日三次收缩压（高压）均大于140毫米汞柱和/或舒张压（低压）大于90毫米汞柱者，确诊为高血压。

本病属中医学“眩晕”、“头痛”和“中风”等范畴。

耳穴贴压

【取穴】降压点、耳尖、交感、神门、心、肝、枕、额、皮质下（图1-10-1）。

【操作】采用75%的乙醇自上而下消毒耳廓，找准穴位后，将王不留行籽耳穴贴贴紧并稍加压力，手法由轻到重，使耳朵感到发热、发胀、放射感为宜。每次选用5～7穴。每日按压3～5次，每次每穴30～60秒，夏季2～5天、冬季5～7天更换1次，双耳交替。

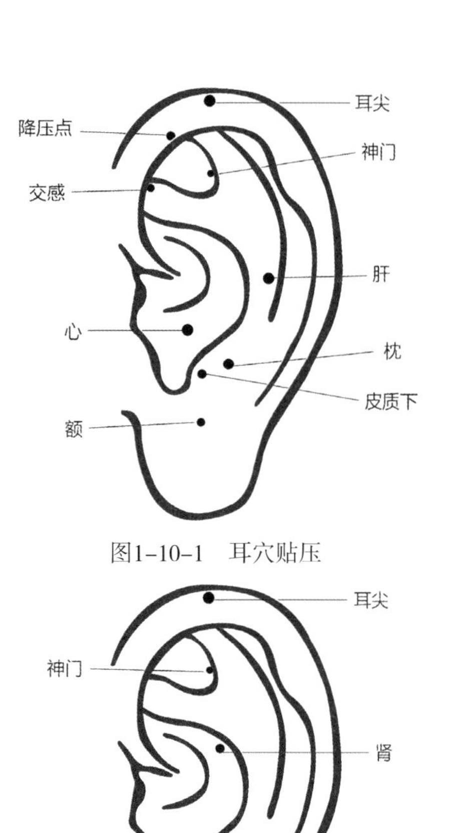

图1-10-1　耳穴贴压

耳穴放血

【取穴】耳尖、神门、肾（图1-10-2）。

【操作】先用左手拇指、食指在整个耳廓上做轻柔按摩，使其充血，严格消毒，提捏并固定耳廓，右手持三棱针点刺所取穴位，放血3～5滴，完毕后再常规消毒针眼，最后用干棉球按压止血。每3日针1次，中病即止。

图1-10-2　耳穴放血

（1）高血压是世界范围内最常见的心血管疾病，高血压会增加肾衰竭、失明以及其他疾病危险。高血压还经常伴随其他危险因素出现，比如肥胖、糖尿病以及高胆固醇等，进一步增加健康风险。

（2）高血压可以预防和根治，通过减少食盐摄入、增加平衡饮食、加强锻炼、戒烟戒酒等可以减少高血压危险。

（3）在平时，要定期测量血压，以便采取措施控制血压。

第十一节　低血压

所谓低血压是指动脉血压的收缩压低于90毫米汞柱、舒张压低于60毫米汞柱。医学上将低血压分为生理性和病理性两大类。所谓生理性低血压，是指患者除动脉血压低于上述测量值外，无任何自觉症状，各系统器官无缺血和缺氧等异常，也不影响其寿命。

而病理性低血压，即低血压病，除动脉血压低于正常外，还伴有全身乏力、头晕、易疲倦、出汗、心悸等症状。当患者长时间站立或者卧位（或坐位、蹲位）转为立位时，上述症状更为明显，甚至昏倒。

低血压属于中医学“眩晕”、“虚损”等范畴。

耳穴贴压

【取穴】肾上腺、内分泌、脑点、神门、升压点（图1–11–1）。

【操作】采用75%的乙醇自上而下消毒耳廓，找准穴位后，将王不留行籽耳穴贴贴紧并稍加压力，手法由轻到重，使耳朵感到发热、发胀、放射感为宜。轻按为补，按揉时间约1分钟，1～2次/小时，两侧耳穴同时进行。

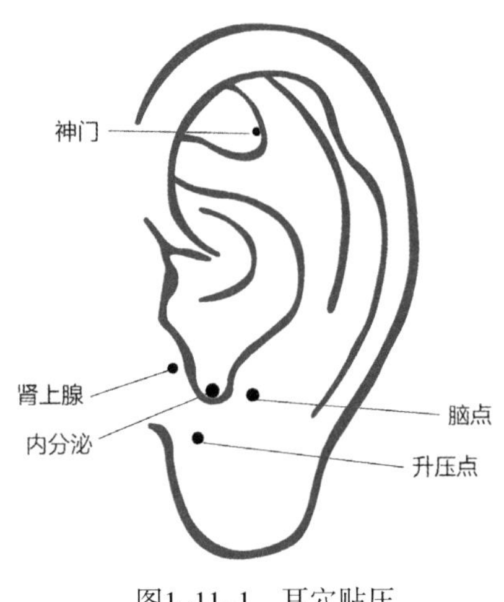

图1–11–1　耳穴贴压

耳穴针刺

【取穴】肾上腺、交感、心、皮质下（图1–11–2）。

【操作】找准穴位，然后将局部进行常规消毒，进针的时候左手固定耳廓，右手以半寸毫针垂直地刺入，刺激的强度与手法要视个人的具体情况来定，针刺的深度要根据个人耳廓厚薄来灵活掌握，不能刺穿对侧的皮肤。留针时间10～20分钟，用补法，期间可以间断地捻针，以增强刺激。在起针的时候左手要托住耳背，而右手起针，并用消毒棉球来压迫针眼以避免出血，并要用碘酒再次涂擦1次。每日或隔日1次，15次为一疗程。

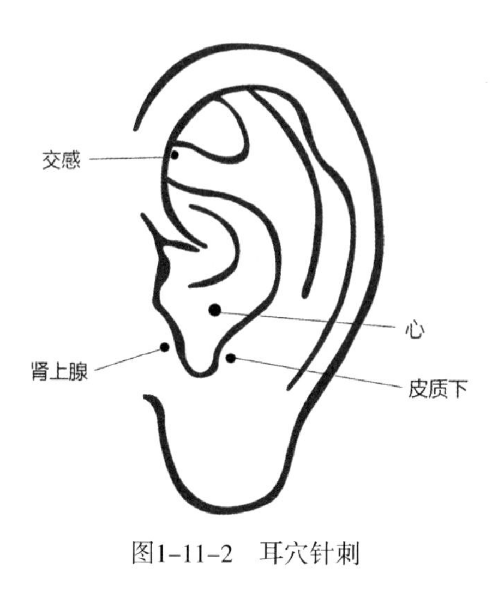

图1-11-2　耳穴针刺

小贴士

（1）平时应多吃高营养、易消化的食品。

（2）适当饮茶，有条件的可用肉桂、甘草和人参泡开水当茶饮。

（3）起居中变换体位时动作应缓慢些，尤其要注意避免由卧位或蹲位起立过快。

（4）因其他疾病求医时，应主动告诉医生自己有低血压，以便医生用药时避免使用降血压的药物。

（5）另外，最好定期检查。因为某些生理性低血压在一定情况下可能转变为低血压病。

第十二节　高脂血症

血脂主要是指血清中的胆固醇和甘油三酯。无论是胆固醇含量，还是甘油三酯的含量超过正常值，或是两者皆超正常值，统称为高脂血症。

高脂血症属于中医学“痰湿”、“血浊”、“肥胖”、“痰瘀”等范畴。

耳穴贴压

【取穴】脾、胃、肝、肾、心（图1–12–1）。

【操作】每次选上述穴位中的3～4个，采用75%的乙醇自上而下消毒耳廓，找准穴位后，将王不留行籽耳穴贴贴紧并稍加压力，手法由轻到重，使耳朵感到发热、发胀、放射感为宜。避免皮肤损伤引起感染。每日按压4～5次，三餐后及晚睡前重点按压，每次按压5分钟，每3～4天换贴，两耳交替，3个月为1个疗程，疗程间隔1周。

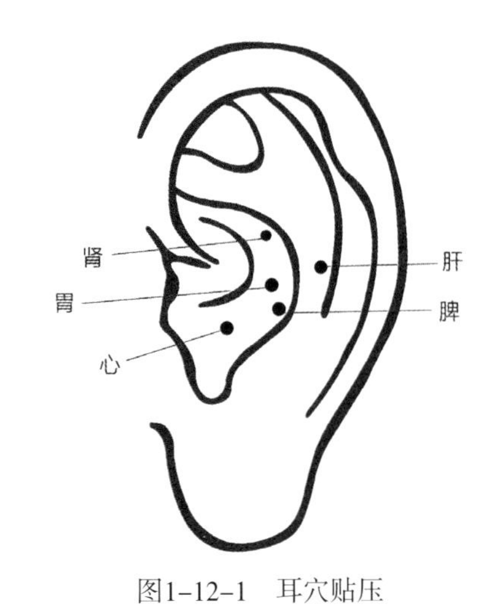

图1–12–1　耳穴贴压

耳穴针刺

【取穴】肝、脾、交感、内分泌（图1–12–2）。

【操作】找准穴位，然后将局部进行常规消毒，进针的时候左手固定耳廓，右手以半寸毫针垂直地刺入软骨，刺激的强度与手法要视个人的具体情况来定，针刺的深度要根据个人耳廓厚薄来灵活掌握。一般情况下，刺入皮肤2～3分即可，不能刺穿对侧的皮肤。留针10分钟或不留针。起针时左手托住耳背，而右手起针，并用消毒棉球来压迫针眼以避免出血，并要用碘酒再次涂擦1次。每日或隔日1次，10次为一疗程。

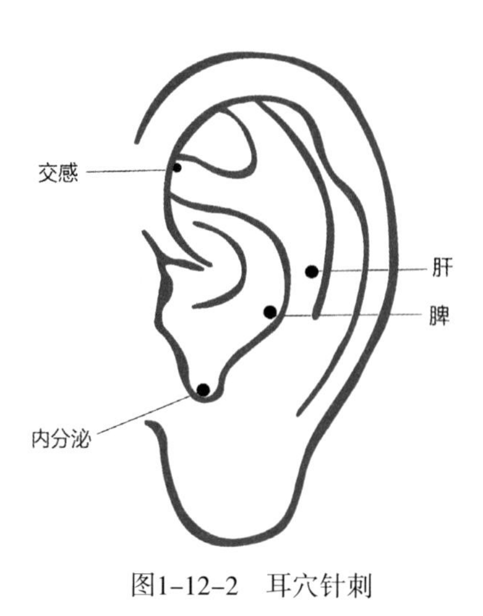

图1-12-2　耳穴针刺

小贴士

（1）限制高脂肪食品　严格选择胆固醇含量低的食品，如蔬菜、豆制品、瘦肉、海蜇等，尤其是多吃含纤维素多的蔬菜，可以减少肠内胆固醇的吸收。不过，不能片面强调限制高脂肪的摄入，因为一些必需脂肪酸的摄入对身体是有益的。适量的摄入含较多不饱和脂肪酸（控制饱和脂肪酸）的饮食是合理的。各种植物油类，如花生油、豆油、菜籽油等均含有丰富的多不饱和脂肪酸，而动物油类，如猪油、羊油、牛油则主要含饱和脂肪酸。蛋黄、动物内脏、鱼子等，含胆固醇较高，应忌用或少用。

（2）改变做菜方式　做菜少放油，尽量以蒸、煮、凉拌为主。少吃煎炸食品。

（3）限制甜食　糖可在肝脏中转化为内源性甘油三酯，使血浆中甘油三酯的浓度增高，所以应限制甜食的摄入。

（4）减轻体重　对体重超过正常标准的人，应在医师指导下逐步减轻体重，以每月减重1～2公斤为宜。降体重时的饮食原则是低脂肪、低糖、足够的蛋白质。

（5）加强体力活动和体育锻炼　体力活动不仅能增加热能的消耗，而且可以增强机体代谢，提高体内某些酶，尤其是脂蛋白酯酶的活性，有利于甘油三酯的运输和分解，从而降低血中的脂质。

（6）戒烟，少饮酒 适量饮酒，可使血清中高密度脂蛋白明显增高，低密度脂蛋白水平降低。因此，适量饮酒可使冠心病的患病率下降。酗酒或长期饮酒，则可以刺激肝脏合成更多的内源性甘油三酯，使血液中低密度脂蛋白的浓度增高引起高胆固醇血症。因此，中年人还是以不饮酒为好。嗜烟者冠心病的发病率和病死率是不吸烟者的2～6倍，且与每日吸烟支数呈正比。

（7）避免过度紧张 情绪紧张、过度兴奋，可以引起血中胆固醇及甘油三酯含量增高。凡有这种情况，可以应用小剂量的镇静剂（遵医嘱）。

（8）药物治疗 通过上述方法仍不能控制的高脂血症患者应加用药物治疗。药物的选择请在咨询专业医生之后，由医生根据具体病因、病情作出选择。

第十三节　胃炎

胃炎主要指不同病因引起的胃黏膜的炎症，有化学或物理的刺激，也有细菌或其毒素引起。化学刺激主要来自烈酒、浓茶、咖啡、香料及药物（如水杨酸盐制剂、消炎痛、保泰松、糖皮质激素等）。物理刺激如过热、过冷、过于粗糙的食物及X线照射，均会损伤胃黏膜，引起炎症性改变。

胃炎属中医学“胃脘痛”、“痞满”、“胃痛”等范畴。

耳穴贴压

【取穴】脾、胃、交感、皮质下、内分泌（图1–13–1）。

【操作】采用75%的乙醇自上而下消毒耳廓，找准穴位后，将王不留行籽耳穴贴贴紧并稍加压力，手法由轻到重，使耳朵感到发热、发胀、放射感为宜。5次/天，隔天更换对侧耳廓。

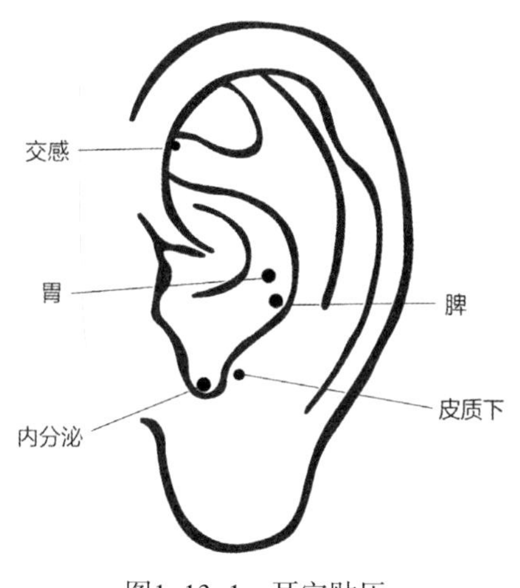

图1–13–1　耳穴贴压

耳穴埋针

【取穴】胃、脾、肝、皮质下、神门、交感、十二指肠（图1–13–2）。

【操作】选准穴位，常规消毒，左手固定耳廓，绷紧穴区，右手用小摄子夹住消过毒好的揿针，一般刺入穴内2/3，再用小块胶布固定；每次选2~3穴，两耳交替。

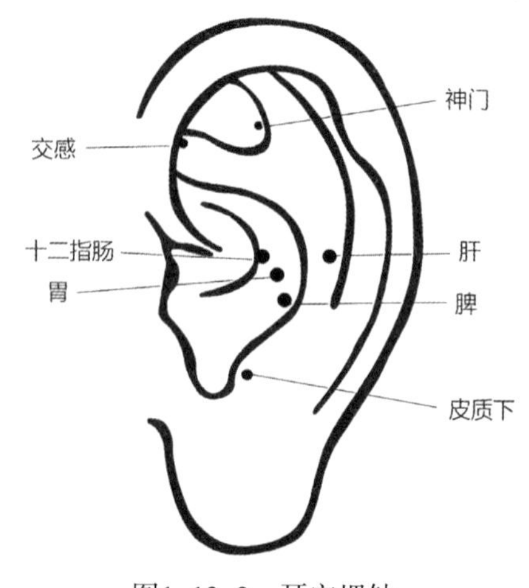

图1–13–2　耳穴埋针

胃炎其他预防保健法

（1）按摩：用手掌或掌根鱼际部在剑突与脐连线之中点（中脘穴）部位做环形按摩，节律中等，轻重适度。每次10~15分钟，每日1~2次。

（2）气功：可调节大脑皮层的功能状态，抑制兴奋灶。对精神因素引起的胃炎效果最好。慢性胃炎病人，可练内养功或致松功。

（3）注意适当的休息、锻炼，保持生活规律。生活不规律，工作过于劳累，精神高度紧张，睡眠不足，是慢性胃炎发生的重要原因。每个人可根据自己的工作性质，制定出一份作息时间表，尽可能保持生活规律。

（4）保持精神愉快，乐观。精神抑郁、低沉，顾虑重重，往往会引起或加重各类胃炎。

第十四节　消化性溃疡

消化性溃疡主要指发生于胃和十二指肠的慢性溃疡，是多发病、常见病。溃疡的形成有各种因素，其中酸性胃液对黏膜的消化作用是溃疡形成的基本因素，因此得名。绝大多数的溃疡发生于十二指肠和胃，故又称胃、十二指肠溃疡。

本病属中医学“胃脘痛”、“心口痛”、“肝胃气痛”范畴。

耳穴贴压

【取穴】胃、脾、十二指肠、交感、内分泌（图1–14–1）。

【操作】采用75%的乙醇自上而下消毒耳廓，找准穴位后，将王不留行籽耳穴贴贴紧并稍加压力，手法由轻到重，使耳朵感到发热、发胀、放射感为宜，每日按压6~10次，1周后更换至对侧耳穴，连用28天为一疗程。

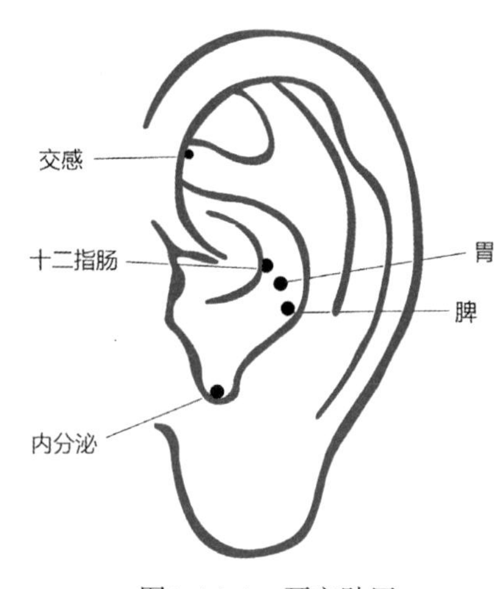

图1–14–1　耳穴贴压

耳穴针刺

【取穴】脾、胃、交感、神门、皮质下、十二指肠（图1–14–2）。

【操作】找准穴位，然后将局部进行常规消毒，进针的时候左手固定耳廓，右手以半寸毫针垂直地刺入软骨，刺激的强度与手法要视个人的具体情况来定，针刺的深度要根据个人耳廓厚薄来灵活掌握。一般情况下，刺入皮肤2 ~ 3分即可，不能刺穿对侧的皮肤。行平补平泻法，留针15~30分钟，期间间断地捻针以增强刺激。在起针的时候左手要托住耳背，而右手起针，并用消毒棉球来压迫针眼以避免出血，并要用碘酒再次涂擦1次。隔日1次，两耳交替，7次为一疗程。

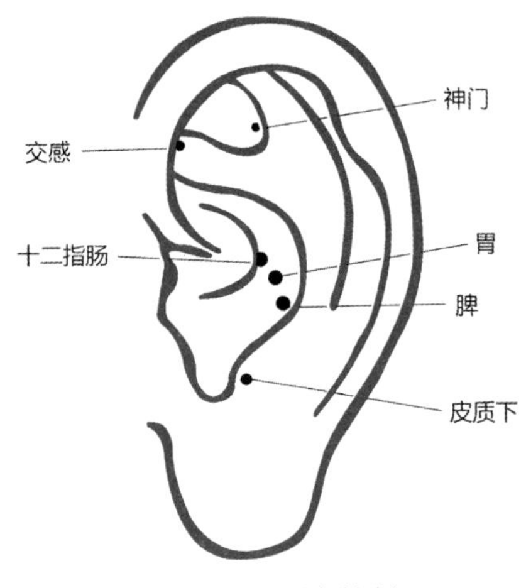

图1-14-2　耳穴针刺

小贴士

（1）适当休息，减轻精神压力。

（2）停服不必要的损害胃肠黏膜的药物。

（3）配合医生进行根除幽门螺旋杆菌治疗。

（4）改善进食规律、少饮浓咖啡；避免辛辣饮食。

（5）戒酒、戒烟（吸烟降低药物疗效，影响溃疡愈合）。

（6）严格遵守溃疡的治疗疗程，不擅自停药，并按要求复查胃镜。

第十五节　胃下垂

胃下垂属临床中较为典型的消化系统病证之一。从西医学层面上讲，人体处于站立状态时出现胃下部垂到盆腔处，即称为“胃下垂”。这种病证一般会伴有腹部疼痛、恶心呕吐、食欲递减、排便不畅等症。

本病属中医学“痞满”、“胃脘痛”、“嗳气”、“嘈杂”等范畴。

耳穴贴压

【取穴】肝、胃、交感、神门、皮质下、内分泌（图1–15–1）。

【操作】采用75%的乙醇自上而下消毒耳廓，找准穴位后，将王不留行籽耳穴贴贴紧并稍加压力，手法由轻到重，使耳朵感到发热、发胀、放射感为宜，每天按压耳穴3次，每穴按压15下，5分钟/次，隔日换贴1次。

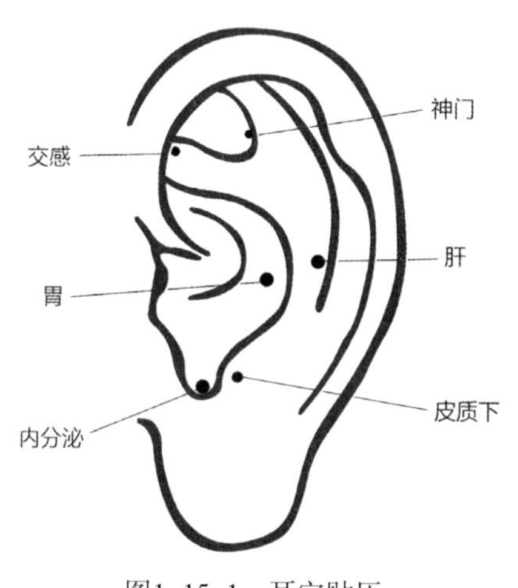

图1–15–1　耳穴贴压

耳穴针刺

【取穴】肝、胃、交感、皮质下（图1–15–2）。

【操作】找准穴位，然后将局部进行常规消毒，进针的时候左手固定耳廓，右手以半寸毫针垂直地刺入软骨，刺激的强度与手法要视个人的具体情况来定，针刺的深度要根据个人耳廓厚薄来灵活掌握。一般情况下，刺入皮肤2～3分即可，不能刺穿对侧的皮肤。行补法或平补平泻法，留针15~30分钟，期间间断地捻针以增强刺激。在起针的时候左手要托住耳背，而右手起针，并用消毒棉球来压迫针眼以避免出血，并要用碘酒再次涂擦1次。隔日1次，两耳交替，10次为一疗程。

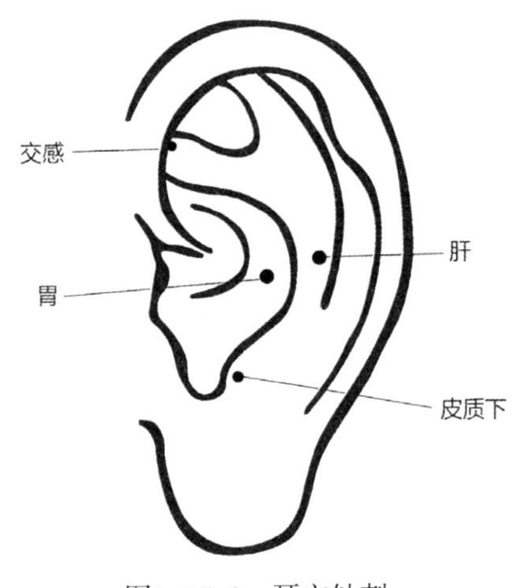

图1–15–2　耳穴针刺

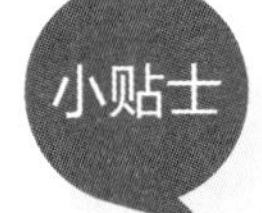

饮食保健

（1）少食多餐：胃下垂患者消化功能减弱，过多的食物入胃，必然会滞留于胃，所以饮食调理第一要求便是每次用餐量宜少，但次数可增加，每日4~6餐为宜。

（2）细嚼慢咽：胃下垂患者的胃蠕动缓慢，如果狼吞虎咽，食物就会填在胃中，所以用餐速度要相对缓慢些。另外，口腔对食物的咀嚼过程还会反射性刺激胃的蠕动，增加胃壁张力。

（3）食物宜细软：少食干硬、不易消化的食物，如牛排、花生、蚕豆等。副食要剁碎炒熟，少食生冷蔬菜。鱼肉不可过熟，因为鱼肉在半生不熟时最嫩、最易消化。

（4）营养应均衡：糖、脂肪、蛋白质三大营养物质比例要适宜。少摄入脂肪，多食用蛋白质含量高的食物。鸡肉、鱼肉、瘦猪肉、鸡蛋、牛奶、豆腐、豆奶等食物，做得细软些，可以适当多吃。

（5）少些刺激：刺激性强的食物如辣椒、姜、过量乙醇、咖啡、可乐及浓茶等，可使胃下垂患者的反酸、烧心症状加重，因而这些食物应尽量少吃少喝。

第十六节　糖尿病

糖尿病是由于胰岛素分泌不足或者作用缺陷而引起的一种代谢性疾病，临床上可出现多饮、多食、多尿、疲乏、消瘦等表现，重者容易发生酮症酸中毒，并引起眼、心、血管、肾、神经损害或器官功能不全或衰竭等慢性并发症，严重威胁患者身心健康。

本病属中医学“消渴”范畴。

耳穴贴压

【取穴】糖尿病点、内分泌、肾、胰腺（图1–16–1）。

【操作】采用75%的乙醇自上而下消毒耳廓，找准穴位后，将王不留行籽耳穴贴贴紧并稍加压力，手法由轻到重，使耳朵感到发热、发胀、放射感为宜。每日按压2~3次，至产生上述感觉即可，切勿揉搓以免损伤皮肤。每次贴一侧，两耳交替，3天一换，10次为一疗程，疗程间隔7天。

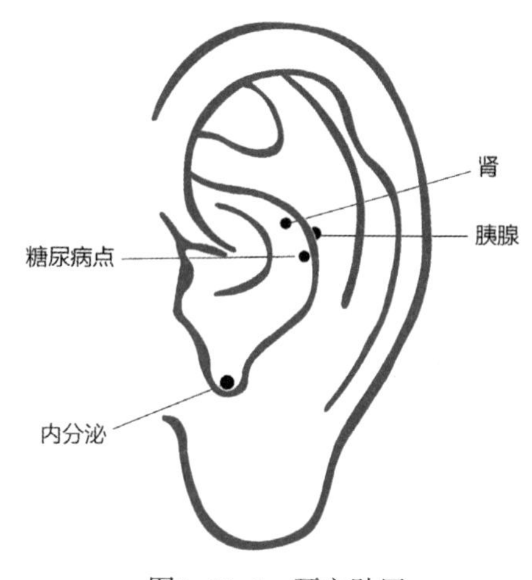

图1–16–1　耳穴贴压

耳穴针刺

【取穴】内分泌、肾、脾、口、皮质下、脑点（图1–16–2）。

【操作】找准穴位，然后将局部进行常规消毒，进针的时候左手固定耳廓，右手以半寸毫针垂直地刺入软骨，刺激的强度与手法要视个人的具体情况来定，针刺的深度要根据个人耳廓厚薄来灵活掌握。一般情况下，刺入皮肤2～3分即可，不能刺穿对侧的皮肤。留针1～2小时，期间间断地捻针以增强刺激。在起针的时候左手要托住耳背，而右手起针，并用消毒棉球来压迫针眼以避免出血，并要用碘酒再次涂擦1次。隔日1次，两耳交替，10次为一疗程。

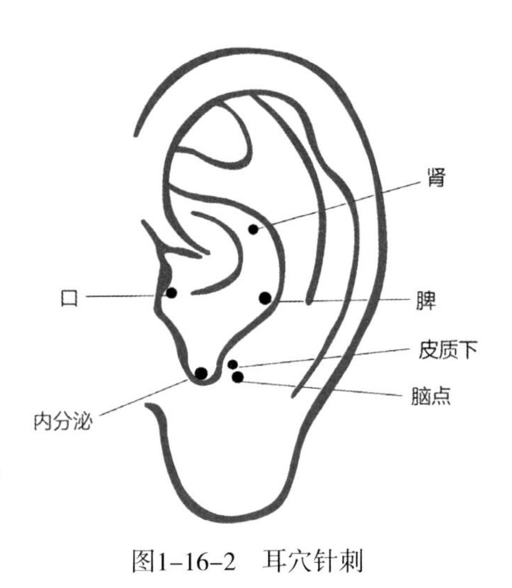

图1-16-2　耳穴针刺

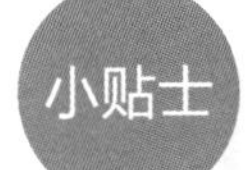

糖尿病的防治

（1）糖尿病的危险因素有很多，所以要养成良好的生活方式。戒烟、养成规律健康的饮食习惯（定时、定量）、适当的运动（美国糖尿病协会推荐每天至少30分钟，每周至少150分钟的运动），对于预防糖尿病都很重要。

（2）对于非糖尿病患者，要注意控制体重，因为过度堆积的脂肪容易引发胰岛素抵抗，造成胰岛素无法发挥作用，引发2型糖尿病。而对于糖尿病患者，如果不能改善不良生活习惯，血糖的控制也很难达到满意的效果。

第十七节　肠炎

肠炎是较为常见的消化系统疾病，具有季节性特点，高发于夏季，患者主要表现为腹泻、呕吐、腹痛等症状，影响正常生活。

本病属中医学“泄泻”范畴。

耳穴贴压

【取穴】脾、胃、肺、神门、交感、大肠、小肠、皮质下（图1-17-1）。

【操作】采用75%的乙醇自上而下消毒耳廓，找准穴位后，将王不留行籽耳穴贴贴紧并稍加压力，手法由轻到重，使耳朵感到发热、发胀、放射感为宜。每日于早中晚按压3次，每次按压2~3分钟，按压力度以穴位局部有酸胀感为准。

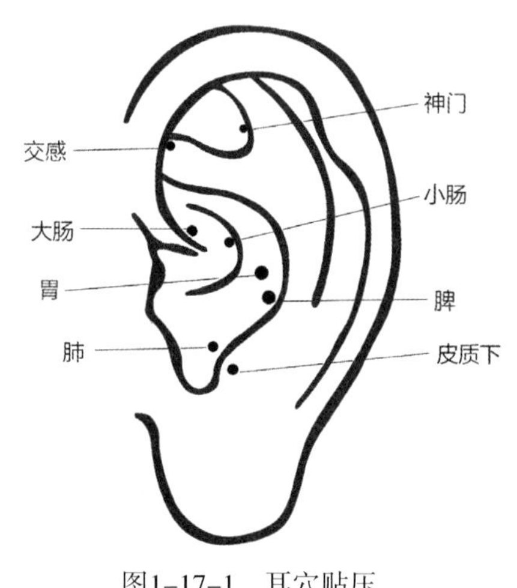

图1-17-1　耳穴贴压

耳穴针刺

【取穴】胃、腹、神门、交感、小肠、大肠（图1-17-2）。

【操作】找准穴位，然后将局部进行常规消毒，进针的时候左手固定耳廓，右手以半寸毫针垂直地刺入软骨，刺激的强度与手法要视个人的具体情况来定，针刺的深度要根据个人耳廓厚薄来灵活掌握。一般情况下，刺入皮肤2～3分即可，不能刺穿对侧的皮肤。留针1～2小时，期间间断地捻针以增强刺激。在起针的时候左手要托住耳背，而右手起针，并用消毒棉球来压迫针眼以避免出血，并要用碘酒再次涂擦1次。依病人年龄大小，一般状态行泻法或平补平泻法，每日1次。

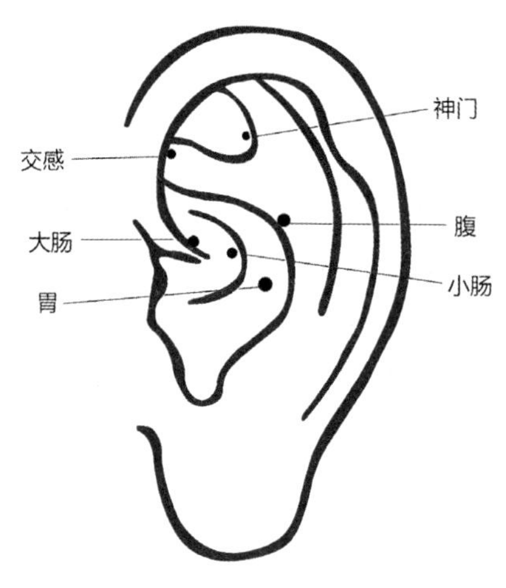

图1–17–2　耳穴针刺

小贴士

慢性肠炎患者的饮食禁忌

（1）忌牛奶及牛奶制品。

（2）忌煎炸油腻之品。

（3）忌冷冻食物。

（4）忌生冷、性味寒凉的果蔬、海鲜。

（5）忌过饥过饱、忌暴饮暴食。

（6）慎用坚硬、粗纤维食物。

（7）慎用刺激性食物和调味料。

（8）慎用产气发酵食物。

第十八节　功能性消化不良

功能性消化不良是指持续或反复发作的上腹部不适或疼痛的一组临床证候群。上腹部不适主要包括上腹胀、早饱、嗳气、恶心等上腹部症状。普通人群中有消化不良症状者占19%~41%，但仅仅有10%的患者来医院就诊。

本病属中医学“痞满”、“胃脘痛”、“嘈杂”、“吐酸”范畴。

耳穴按压

【取穴】神门、脾、胃、肝（图1–18–1）。

【操作】耳廓常规消毒，采用华佗牌磁珠压耳穴，每次贴一侧耳朵，每天饭后自行按压3次，每次每穴按压1分钟，贴药时间为4天，两耳交替，4周为一疗程。

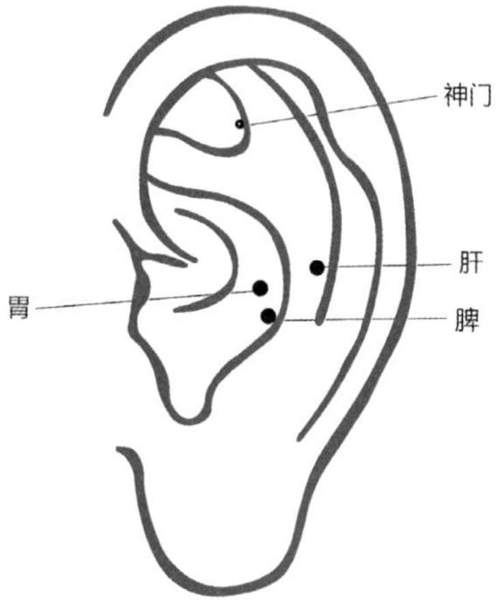

图1–18–1　耳穴按压

耳穴贴压

【取穴】脾、胃、大肠、小肠、神门（图1–18–2）。

【操作】采用75%的乙醇自上而下消毒耳廓，找准穴位后，将王不留行籽耳穴贴贴紧并稍加压力，手法由轻到重，使耳朵感到发热、发胀、放射感为宜，每日饭前、饭后各按压3～5次，5日换耳再贴，10日为一疗程。

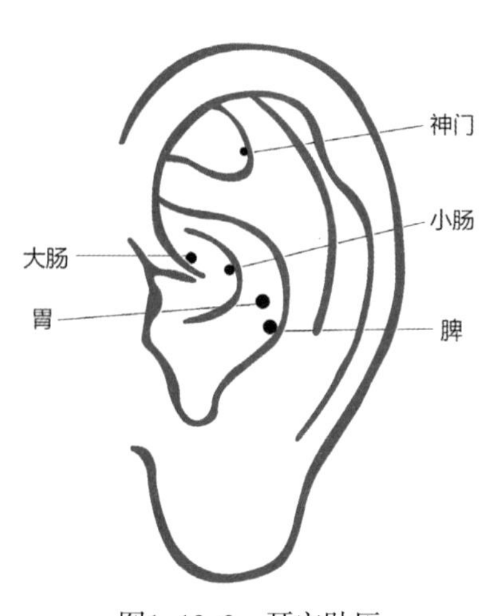

图1–18–2　耳穴贴压

（1）目前功能性消化不良的治疗以对症治疗为主，包括抑酸、促动力、根除幽门螺旋杆菌等。

（2）建立良好的生活习惯，戒烟、酒、咖啡，每日少量、多食、低脂饮食，避免摄入会诱发症状的食物。

第十九节　慢性腹泻

慢性腹泻是指排便次数增多、粪质稀薄或如水样而言，病程超过3周。多系感受外邪、饮食所伤、七情不和、脾肾虚弱等致脾胃运化功能紊乱、传导失司引起的常见病。

本病属中医学“泄泻”范畴。

耳穴贴压

【取穴】脾、肾、大肠、小肠、交感、神门、三焦（图1–19–1）。

【操作】每次取一侧耳穴。采用75%的乙醇自上而下消毒耳廓，找准穴位后，将王不留行籽耳穴贴贴紧并稍加压力，手法由轻到重，使耳朵感到发热、发胀、放射感为宜，每日按压耳穴6~10次，每次3分钟，6~7天换另一侧耳朵贴压，2次为一疗程。

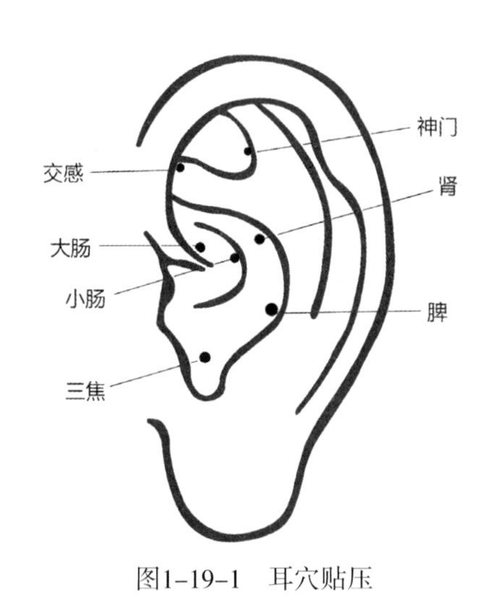

图1–19–1　耳穴贴压

耳穴针刺

【取穴】交感、大肠、胃（图1–19–2）。

【操作】找准穴位，然后将局部进行常规消毒，进针的时候左手固定耳廓，右手以半寸毫针垂直地刺入软骨，刺激的强度与手法要视个人的具体情况来定。针刺的深度要根据个人耳廓厚薄来灵活掌握，一般情况下，刺入皮肤2 ~ 3分即可，不能刺穿对侧的皮肤。行泻法，留针30分钟，期间间断地捻针以增强刺激。在起针的时候左手要托住耳背，而右手起针，并用消毒棉球来压迫针眼以避免出血，并要用碘酒再次涂擦1次。每日1次，两耳交替，3次为一疗程。

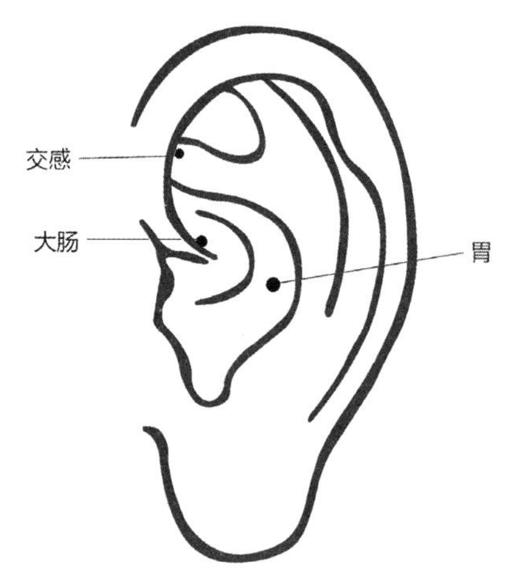

图1-19-2　耳穴针刺

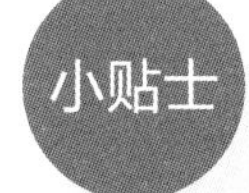

慢性腹泻的危害

（1）腹泻可使水电解质失调和酸碱平衡紊乱，严重脱水、电解质紊乱及酸中毒都会对机体产生严重损害，如不及时抢救，还可能危及生命。

（2）腹泻能引起营养不良。

（3）能量供给不足。

（4）贫血。

（5）腹泻可降低身体的抵抗力。

（6）腹泻会导致维生素缺乏。

第二十节　便秘

便秘是指大肠传导功能失常，导致大便秘结不通、排便周期延长，或周期不长但粪质干结、排便艰难，或粪质不硬，虽有便意但便而不畅的病证，也是临床多种疾病的常见症状。

耳穴贴压

【取穴】脑点、肺、脾、大肠、交感、内分泌（图1–20–1）。

【操作】采用75%的乙醇自上而下消毒耳廓，找准穴位后，将王不留行籽耳穴贴贴紧并稍加压力，手法由轻到重，使耳朵感到发热、发胀、放射感为宜，每日按压3～5次左右，每次1～5分钟。2～5天后换对侧相同耳穴，3～10天为1个疗程。

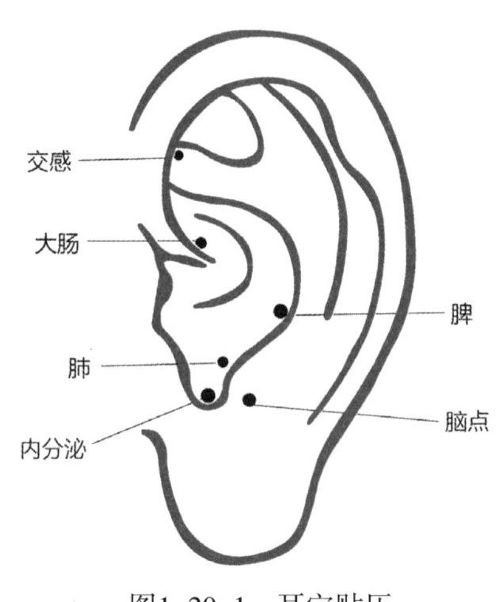

图1–20–1　耳穴贴压

耳穴针刺

【取穴】便秘点、交感（图1–20–2）。

【操作】找准穴位，然后将局部进行常规消毒，进针的时候左手固定耳廓，右手以半寸毫针垂直地刺入软骨，刺激的强度与手法要视个人的具体情况来定，针刺的深度要根据个人耳廓厚薄来灵活掌握，一般情况下，刺入皮肤2～3分即可，不能刺穿对侧的皮肤。留针40分钟，期间每10分钟捻针1次。在起针的时候左手要托住耳背，而右手起针，并用消毒棉球来压迫针眼以避免出血，并要用碘酒再次涂擦1次。隔日1次，连针3次。

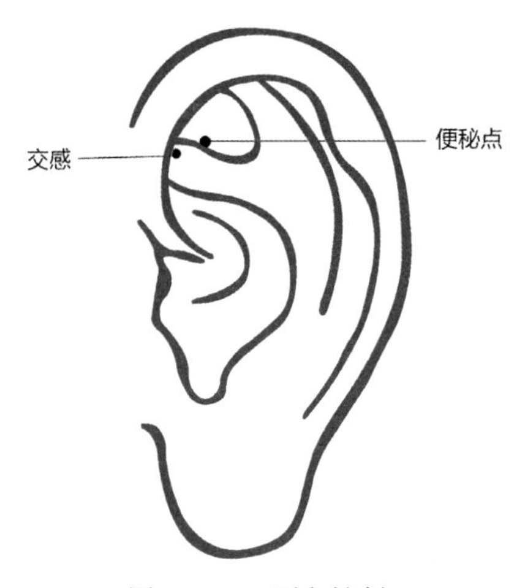

图1-20-2　耳穴针刺

便秘的预防与治疗

（1）饮食

① 充足饮水。

② 适量的粗粮（膳食纤维）、蔬菜和水果。

③ 适量的蛋白质。

（2）习惯

① 排便习惯：排便要定时规律，便秘时，可配合腹部按揉（沿腹部大圈用力顺时针按揉）。

② 膳食习惯：三餐要充足规律，不暴饮暴食。

第二章　外科疾病

第一节　食管炎

泛指食管黏膜浅层或深层组织由于受到刺激或损伤，食管黏膜发生水肿和充血而引发的炎症。

化学性刺激包括胃酸、胆汁、烈酒以及强酸、强碱、药物等；物理性刺激包括烫的食物、饮料，食管异物（鱼刺等）嵌顿，长期放置鼻胃管等。

由于化学治疗、放射治疗导致食管局部受损，或患者本身抵抗力下降导致结核杆菌、真菌（念珠菌）或病毒感染亦可引发食管炎。临床最常见的是胃酸反流引起的反流性食管炎。

本病属中医学“吞酸”、“吐酸”、“胸痹”、“噎食”、“噎膈”、“吐血”范畴。

耳穴贴压

【取穴】枕、食道、贲门、交感、神门、皮质下（图2-1-1）。

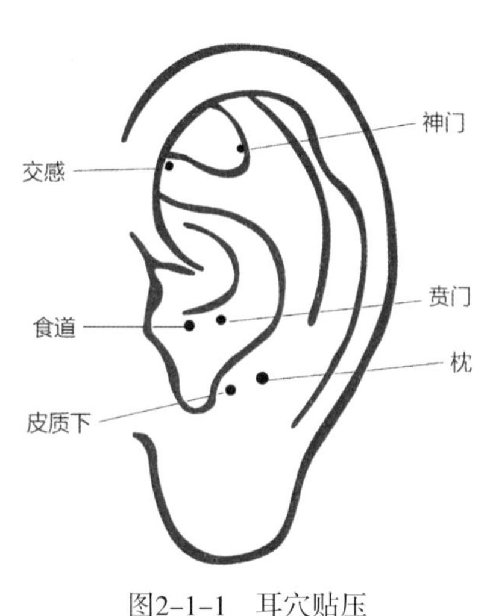

图2-1-1　耳穴贴压

【操作】采用75%的乙醇自上而下消毒耳廓，找准穴位后，将王不留行籽耳穴贴贴紧并稍加压力，手法由轻到重，使耳朵感到发热、发胀、放射感为宜。急性病例手法宜重，慢性病例手法宜轻，每天早、中晚各按压3~5分钟。急性者每天换药1次，慢性者隔2~3天贴压1次，两耳交替使用，急性者5次为一疗程，慢性者10次为一疗程。

耳穴针刺

【取穴】口、胃、食道、贲门、交感、皮质下（图2–1–2）。

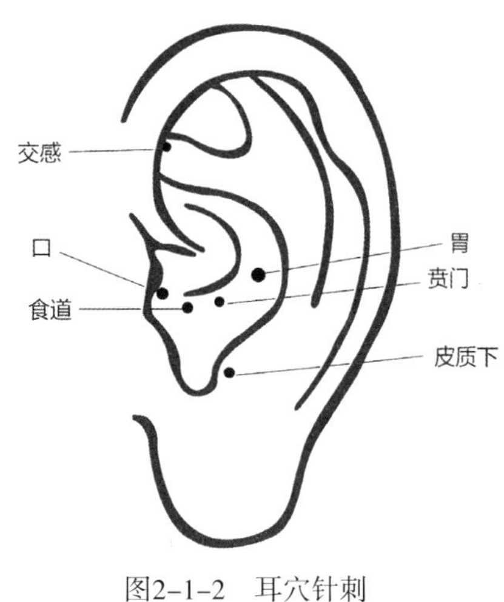

图2–1–2　耳穴针刺

【操作】每次选一侧耳穴，交替选用。找准穴位，然后将局部进行常规消毒，进针的时候左手固定耳廓，右手以半寸毫针垂直地刺入软骨，刺激的强度与手法要视个人的具体情况来定，针刺的深度要根据个人耳廓厚薄来灵活掌握。一般情况下，刺入皮肤2～3分即可，不能刺穿对侧的皮肤。行泻法，留针30分钟，期间间断地捻针以增强刺激。在起针的时候左手要托住耳背，而右手起针，并用消毒棉球来压迫针眼以避免出血，并要用碘酒再次涂擦1次。隔日1次，5次为一疗程。

早期治疗非常重要，并需十分重视饮食的调节，食用有刺激性的食物及产酸食物过多，常易引起复发，同时应重视对消化系统疾病的治疗，以便取得更好的效果。

第二节　急性阑尾炎

急性阑尾炎是阑尾的急性化脓性感染，以青年最为多见，男性多于女性。临床上急性阑尾炎较为常见，各年龄段及妊娠期妇女均可发病。

本病属中医学“肠痈”范畴。

耳穴针刺

【取穴】肺、阑尾、大肠、交感（图2–2–1）。

【操作】找准穴位，然后将局部进行常规消毒，进针的时候左手固定耳廓，右手以半寸毫针垂直地刺入软骨，刺激的强度与手法要视个人的具体情况来定，针刺的深度根据个人耳廓厚薄来灵活掌握。一般情况下，刺入皮肤2～3分即可，不能刺穿对侧的皮肤。留针1~2小时，期间间断地捻针以增强刺激。在起针的时候左手要托住耳背，而右手起针，并用消毒棉球来压迫针眼以避免出血，并要用碘酒再次涂擦1次。每日针1~2次，中病即止。

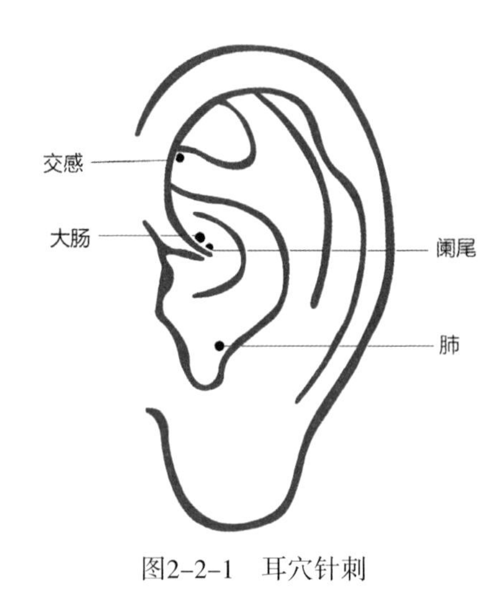

图2–2–1　耳穴针刺

耳穴贴压

【取穴】阑尾、大肠、小肠、肾上腺（图2–2–2）。

【操作】采用75%的乙醇自上而下消毒耳廓，找准穴位后，将王不留行籽耳穴贴贴紧并稍加压力，手法由轻到重，使耳朵感到发热、发胀、放射感为宜，每日按压5~10次。隔日换贴1次。

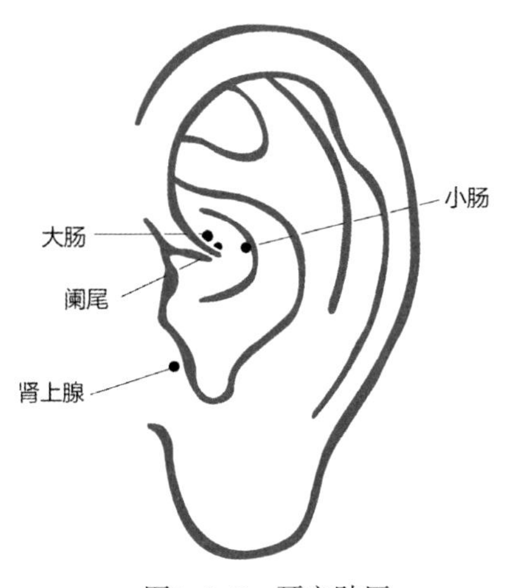

图2-2-2　耳穴贴压

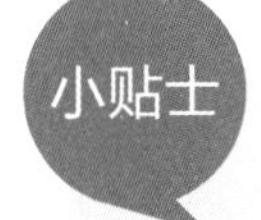

（1）阑尾炎的主要症状是腹痛，典型的急性阑尾炎初期有中上腹或脐周疼痛，数小时后腹痛转移并固定于右下腹。

（2）早期阶段的疼痛实际为一种内脏神经反射性疼痛，故中上腹和脐周疼痛范围较弥散，常不能确切定位。并且，由于反射性胃痉挛，病人常常合并有恶心、呕吐。

（3）当阑尾炎症波及浆膜层和壁腹膜时，疼痛即固定于阑尾所在的右下腹。单纯性阑尾炎常呈阵发性或持续性胀痛和钝痛，持续性剧痛往往提示为化脓性或坏疽性阑尾炎。持续剧痛波及中下腹或两侧下腹，常为阑尾坏疽穿孔的征象。有时阑尾坏疽穿孔，患者自觉腹痛瞬间缓解，但这种疼痛缓解的现象是暂时的，且其他伴随的症状和体征并未改善，甚至有所加剧。

（4）外科医生通常依据患者右下腹麦氏点的固定压痛结合病史和实验室检查来确诊阑尾炎，依据患者是否有腹部的反跳痛、肌紧张来判断是否合并腹膜炎。

第三节 胆囊炎

胆囊炎是细菌性感染或化学性刺激(胆汁成分改变)引起的胆囊炎性病变，发病率较高。根据其临床表现和临床经过，又可分为急性和慢性两种类型，常与胆石症合并存在。右上腹剧痛或绞痛，多为结石或寄生虫嵌顿梗阻胆囊颈部所致的急性胆囊炎，疼痛常突然发作，十分剧烈，或呈现绞痛样。胆囊管非梗阻性急性胆囊炎时，右上腹疼痛一般不剧烈，多为持续性胀痛，随着胆囊炎症的进展，疼痛亦可加重，疼痛呈现放射性，最常见的放射部位是右肩部和右肩胛骨下角等处。

本病属中医学“胁痛”、“黄疸”等范畴。

耳穴贴压

【取穴】交感、神门、肾、心、肝、内分泌、皮质下（图2–3–1）。

【操作】采用75%的乙醇自上而下消毒耳廓，找准穴位后，将王不留行籽耳穴贴贴紧并稍加压力，手法由轻到重，使耳朵感到发热、发胀、放射感为宜，一次贴3~4天，两耳交替使用，10次为一疗程。每隔两小时左右按压一次，持续2分钟。

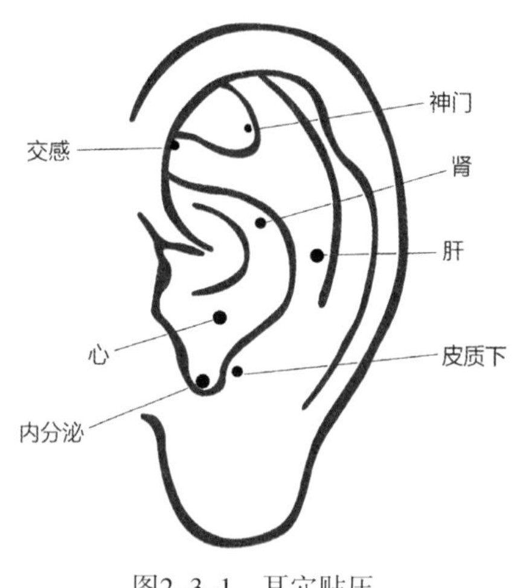

图2–3–1 耳穴贴压

耳穴针刺

【取穴】耳尖（放血）、交感、神门、肝、内分泌（图2–3–2）。

【操作】找准穴位，然后将局部进行常规消毒，进针的时候左手固定耳廓，右手以半寸毫针垂直地刺入软骨，刺激的强度与手法要视个人的具体情况来定，针刺的深度要根据个人耳廓厚薄来灵活掌握。一般情况下，刺入皮肤2 ~ 3分即可，不能刺穿对侧的皮肤。行泻法，留针15~30分钟，期间间断地捻针以增强刺激。在起针的时候左手要托住耳背，而右手起针，并用消毒棉球来压迫针眼以避免出血，并要用碘酒再次涂擦1次。隔日1次，两耳交替，7次为一疗程。

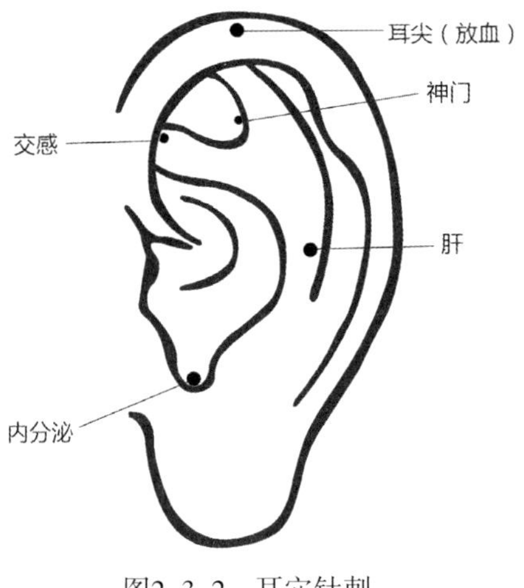

图2-3-2　耳穴针刺

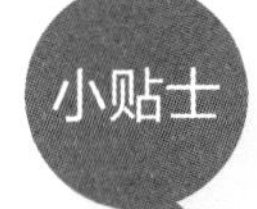

（1）少吃刺激的辛香料、碳酸饮料、乙醇等促进胃液分泌的食品。

（2）早中晚三餐要固定时间食用。胆汁排泄不规则时，胆囊中的胆汁很容易凝固成结石。

（3）食物纤维具有减少血液中的胆固醇的功能。摄取含丰富纤维的糙米、胚芽米、蔬菜、海藻等。

（4）限制脂肪饮食。胆固醇升高很容易产生胆结石，限制蛋、奶油、牛油、肝、鱼卵类等食物。

第四节　乳腺炎

乳腺炎，中医学称“乳痈”，好发于哺乳期妇女，尤以初产妇女为多见。中医学认为发生于哺乳期的为“外吹乳痈”；发生于妊娠期的为“内吹乳痈”；与此无关的为“乳痈”。

耳穴针刺

【取穴】乳腺、胸、肝、胃、内分泌、肾上腺（图2–4–1）。

【操作】每次取一侧耳穴，两耳交替使用。每次选用5～6穴。找准穴位，然后将局部进行常规消毒，进针的时候左手固定耳廓，右手以半寸毫针垂直地刺入软骨，刺激的强度与手法要视个人的具体情况来定，针刺的深度要根据个人耳廓厚薄来灵活掌握。一般情况下，刺入皮肤2～3分即可，不能刺穿对侧的皮肤。留针1～2小时，期间间断地捻针以增强刺激。在起针的时候左手要托住耳背，而右手起针，并用消毒棉球来压迫针眼以避免出血，并要用碘酒再次涂擦1次。每日针治1～2次，5次为1个疗程。

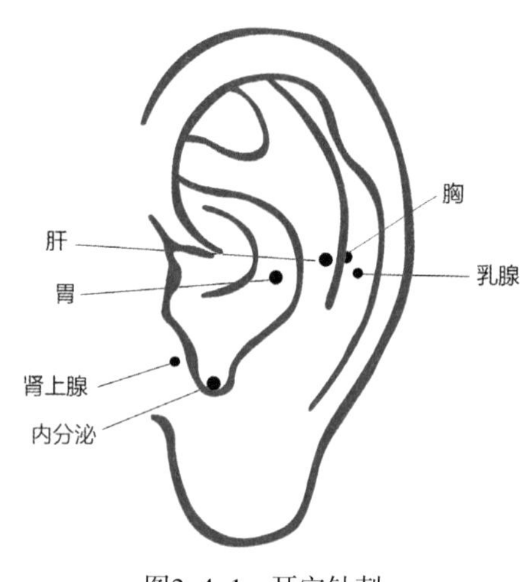

图2–4–1　耳穴针刺

耳穴贴压

【取穴】乳腺、内分泌、肾上腺、胃、肝、耳尖（图2–4–2）。

【操作】每次取一侧耳穴，两耳交替使用。采用75%的乙醇自上而下消毒耳廓，找准穴位后，将王不留行籽耳穴贴贴紧并稍加压力，手法由轻到重，使耳朵感到发热、发胀、放射感为宜，每日按压3～5次。隔日换贴1次，5次为一疗程。

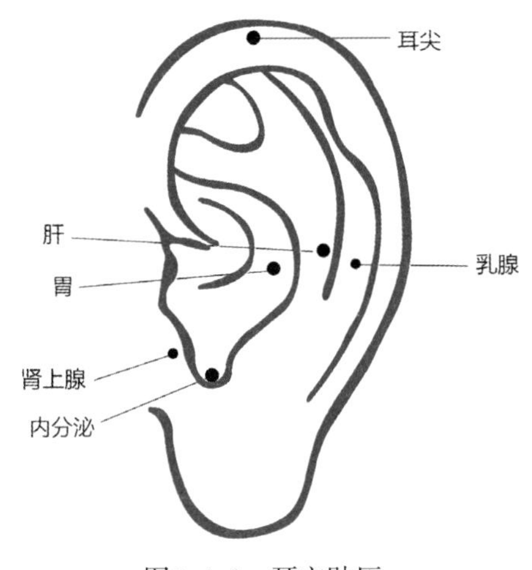

图2-4-2　耳穴贴压

耳穴注射

【取穴】胸椎、膈、内分泌、三焦、脾、乳腺（图2-4-3）。

【操作】每次取一侧耳穴，两耳交替使用。耳廓常规消毒后，按操作常规，抽取注射用水对准所选上述穴位区敏感点刺入，推水使穴部出现一皮下小丘疹。亦可双耳同时注射。每日注射1次，症状缓解后注射次数可减少。

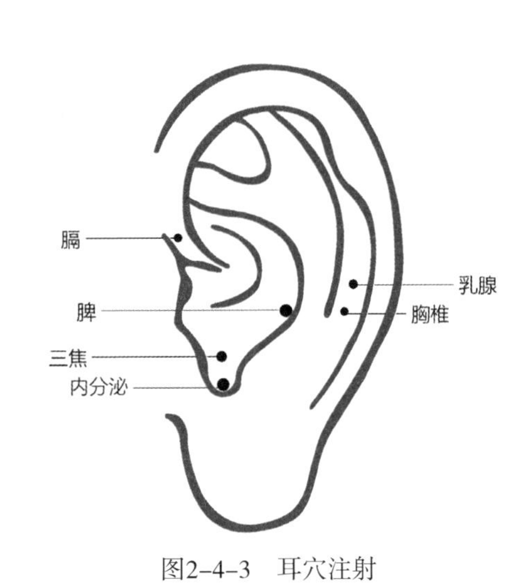

图2-4-3　耳穴注射

耳穴按压

【取穴】胸、胸椎、乳腺、内分泌、肾上腺、胃、肝、神门、肺、枕、三焦、脾（图2-4-4）。

【操作】先以75%乙醇棉球擦耳廓皮肤，再用干棉球擦净。按压上述耳穴廓发热潮红。按压时注意将拇、食二指分置耳廓内外侧，寻得敏感点后，即采用一压一放式按压法，反复对压，每穴持续半分钟左右。按压的强度当根据自我的感受，不可太过用力。每日一次，每次30分钟，10次为一疗程。

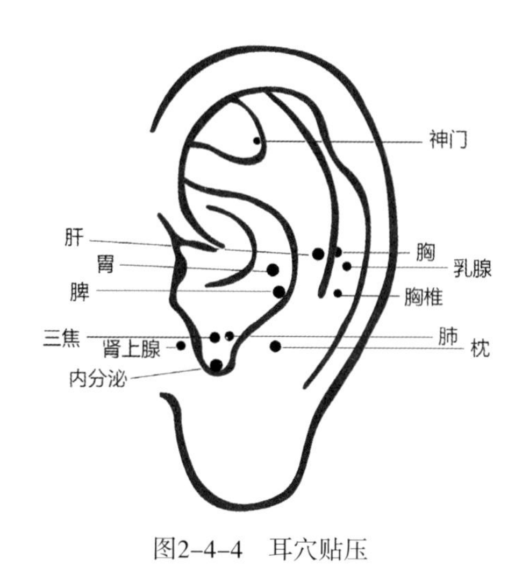

图2-4-4　耳穴贴压

小贴士

（1）以清淡且富有营养的饮食为宜。

（2）减少脂肪的摄入。

（3）忌辛辣刺激性食物。

（4）平时也应该注意避免进食热性、温性以及某些海鲜发物。

第五节　乳腺小叶增生

乳腺小叶增生又称慢性囊性乳腺病，多发生于25~40岁女性；以乳外上方为多见，是妇女外科常见病之一。

本病属中医学“乳癖”范畴。

耳穴针刺

【取穴】胸、肝、胃、乳腺、肾上腺、内分泌、脑干（图2-5-1）。

【操作】每次取一侧耳穴，两耳交替使用。每次选用5~6穴。找准穴位，然后将局部进行常规消毒，进针的时候左手固定耳廓，右手以半寸毫针垂直地刺入软骨，刺激的强度与手法要视个人的具体情况来定，针刺的深度要根据个人耳廓厚薄来灵活掌握。一般情况下，刺入皮肤2～3分即可，不能刺穿对侧的皮肤。留针1~2小时，期间间断地捻针以增强刺激。在起针的时候左手要托住耳背，而右手起针，并用消毒棉球来压迫针眼以避免出血，并要用碘酒再次涂擦1次。每日针治1次，7次为一疗程。

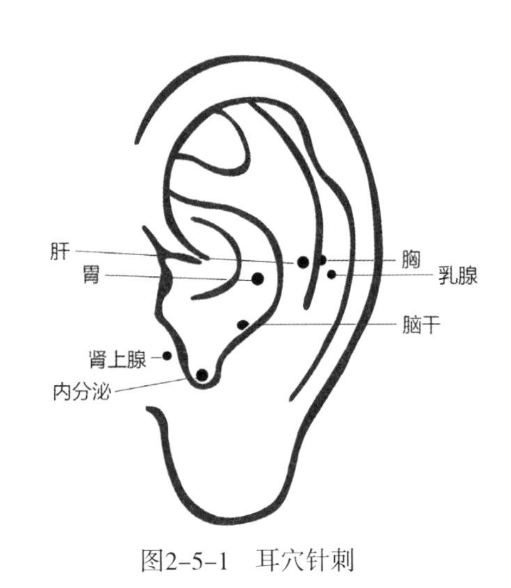

图2-5-1　耳穴针刺

耳穴贴压

【取穴】胸、内生殖器、肝、胃、内分泌、交感、肾上腺（图2-5-2）。

【操作】每次取一侧耳穴，两耳交替使用。采用75%的乙醇自上而下消毒耳廓，找准穴位后，将王不留行籽耳穴贴贴紧并稍加压力，手法由轻到重，使耳朵感到发热、发胀、放射感为宜，每日按压3~5次。隔日换贴1次，于月经前半月开始治疗，连用3个月经周期。

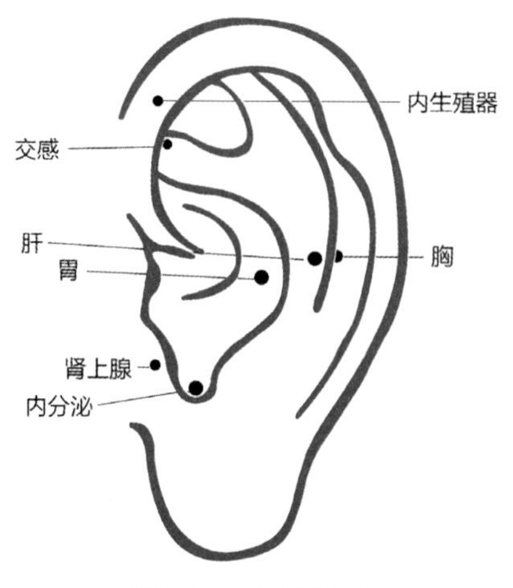

图2-5-2　耳穴贴压

小贴士

在日常生活中要注意营养合理，食物尽量做到多样化，多吃高蛋白、多维生素、低动物脂肪、易消化的食物及新鲜水果、蔬菜，不吃陈旧变质或刺激性的东西，少吃薰、烤、腌泡、油炸、过咸的食品，主食粗细粮搭配，以保证营养平衡。

第六节　疮疖

疮疖又称疖或疖肿。多因天气炎热、烈日暴晒、感受暑毒蕴阻于皮肤，发生在皮肤浅表组织的急性化脓性外科病证。本病多发生于夏天炎热季节，任何部位均可发生，尤以头、面、背及腋下部位较多见。

耳穴针刺

【取穴】疮疖相应部位、神门、枕、肾上腺（图2–6–1）。

【操作】找准穴位，然后将局部进行常规消毒，进针的时候左手固定耳廓，右手以半寸毫针垂直地刺入软骨，刺激的强度与手法要视个人的具体情况来定，针刺的深度要根据个人耳廓厚薄来灵活掌握。一般情况下，刺入皮肤2～3分即可，不能刺穿对侧的皮肤。留针1~2小时，期间间断地捻针以增强刺激。在起针的时候左手要托住耳背，而右手起针，并用消毒棉球来压迫针眼以避免出血，并要用碘酒再次涂擦1次。每日针治1次，7次为一疗程。

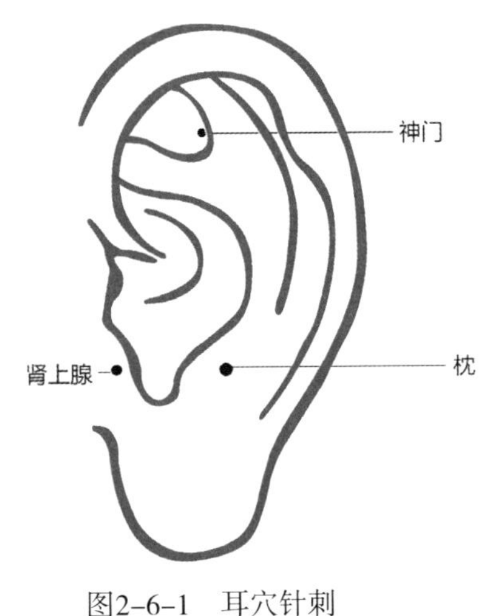

图2–6–1　耳穴针刺

耳穴埋针

【取穴】疖或痈相应部位、肺、肾上腺。配穴：神门、内分泌、枕、皮质下（图2–6–2）。

【操作】选准穴位，常规消毒，左手固定耳廓，绷紧穴区，右手用小摄子夹住消过毒好的揿针，一般刺入穴内2/3，再用胶布固定，3~4天换压一次至治愈。

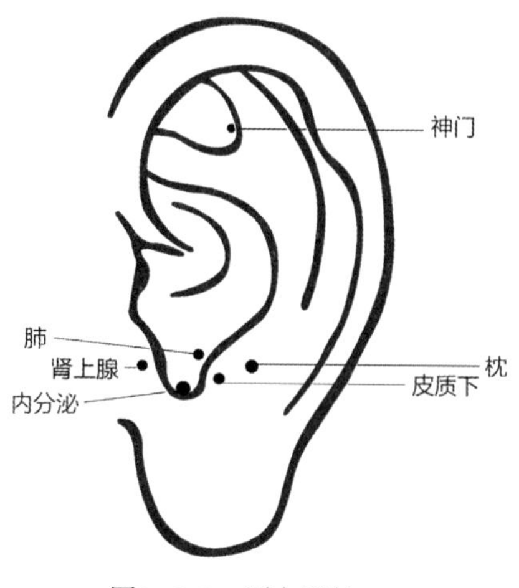

图2-6-2　耳穴埋针

小贴士

日常生活中，有极少数的家长求好心切，根据所谓的“经验”，采取非常危险的操作，就是在疮疖内的脓液初步形成或者虽然有破溃口但却很小的时候，用力挤压疮疖，企图将疮疖内的脓液、脓头挤出来。有些疮疖，其脓液、脓栓被顺利挤出、排净而痊愈；但也有些疮疖，因溃破口小，脓液厚、脓栓大，用力挤压也不能挤出，这就延长了病期。部分疮疖因其脓液或脓栓被挤入脓腔内部分开放的小静脉或静脉窦内，迅速导致严重的脓毒血症或者败血症。如果疮疖长在鼻唇部的三角区，用力挤压后可使感染迅速向颅内扩散，危及生命。

第七节 痔疮

痔疮，是肛门疾病中的常见多发病，根据发生的部位不同，一般分为内痔、外痔和混合痔3种，其症状表现为肛门脱出肿物，肿胀疼痛，时而便血。

耳穴针刺

【取穴】直肠、大肠、肛门、肺、脾、肾上腺（图2–7–1）。

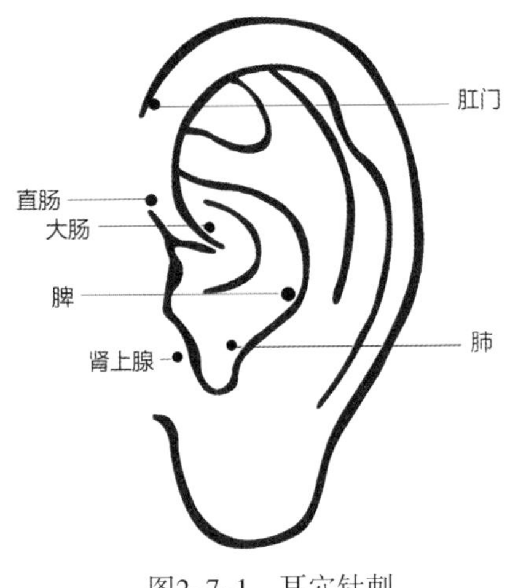

图2–7–1 耳穴针刺

【操作】每次取一侧耳穴，两耳交替使用。找准穴位，然后将局部进行常规消毒，进针的时候左手固定耳廓，右手以半寸毫针垂直地刺入软骨，刺激的强度与手法要视个人的具体情况来定，针刺的深度要根据个人耳廓厚薄来灵活掌握。一般情况下，刺入皮肤2～3分即可，不能刺穿对侧的皮肤。留针1~2小时，期间间断地捻针以增强刺激。在起针的时候左手要托住耳背，而右手起针，并用消毒棉球来压迫针眼以避免出血，并要用碘酒再次涂擦1次。每日针治1次，10次为1个疗程。

耳穴贴压

【取穴】肺、交感、直肠、神门、大肠、皮质下、脾、肾上腺（图2–7–2）。

【操作】每次取一侧耳穴中4~5个，两耳交替使用。采用75%的乙醇自上而下消毒耳廓，找准穴位后，将王不留行籽耳穴贴贴紧并稍加压力，手法由轻到重，使耳朵感到发热、发胀、放射感为宜，每日按压4~5次。每隔1~2天换贴1次。5次为1个疗程。

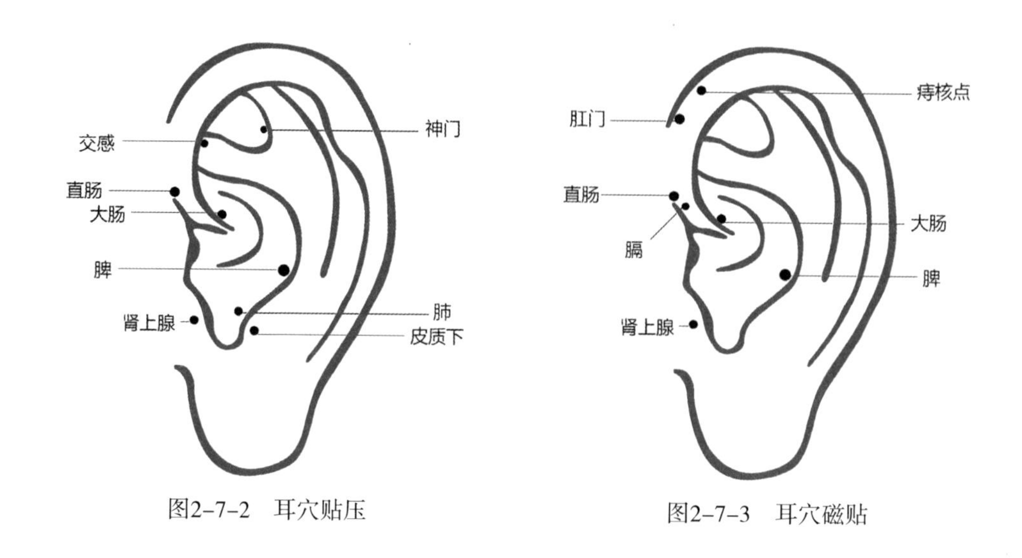

图2-7-2　耳穴贴压　　　　图2-7-3　耳穴磁贴

耳穴磁贴

【取穴】肛门、痔核点、直肠、大肠、膈、肾上腺、脾（图2-7-3）。

【操作】每次取一侧耳穴，两耳交替使用。耳廓常规消毒后，按操作常规，行贴磁法，每日按压3~5次。隔2~3天换贴1次，7次为1个疗程。

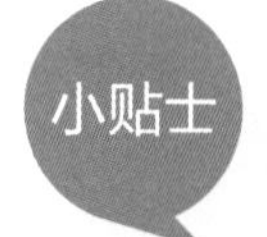

（1）少吃辛辣刺激性食物。因为辣椒、浓茶、咖啡、芥末等刺激性食物，不但会加重肛门局部充血和肛窦发炎，还会减弱血管壁的抵抗能力。这些痔疮的日常注意事项比较重要。

（2）要防止便秘，关键在于保证每天足够的饮水量。起床后，空腹饮一杯淡的盐开水，有通便软坚的作用，不但能增加胃肠蠕动，还能调整自主神经功能，有利于排便通畅。

（3）高蛋白高热量食物摄入过多，蔬菜和水果却只吃一点点，也会引发痔疮。日常生活中要多吃新鲜的蔬菜和水果，尤其是纤维素含量的蔬菜。

第八节　慢性前列腺炎

慢性前列腺炎是由急性前列腺炎转化而来，主要是腺泡内和其周围有炎性细胞浸润，腺叶发生纤维增生及腺管阻塞引流不畅的非特异性感染引起的炎症性疾病。

本病属中医学“淋证”、“白浊”、“白淫”等范畴。

耳穴贴压

【取穴】前列腺、尿道、肾、肝、内分泌、三焦、耳尖（图2-8-1）。

【操作】采用75%的乙醇自上而下消毒耳廓，找准穴位后，将王不留行籽耳穴贴贴紧并稍加压力，手法由轻到重，使耳朵感到发热、发胀、放射感为宜，每天按压5~6次，每周操作2~3次，双耳穴交替使用。4周为一疗程，疗程间隔5天。

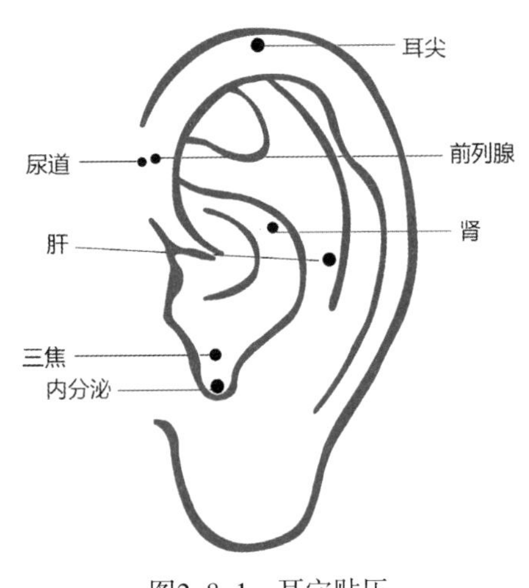

图2-8-1　耳穴贴压

耳穴按压

【取穴】前列腺、内生殖器、外生殖器、膀胱、肾上腺、皮质下、神门（图2-8-2）。

【操作】以火柴棍的火药端，捻转压迫，强刺激，每次取双侧耳穴，在以上穴位找出敏感点2~3个，每日按压4次，每次按压5分钟左右，以耳廓热、胀、潮红为佳。5天为1个疗程。3天更换1次穴位，10次为一疗程。

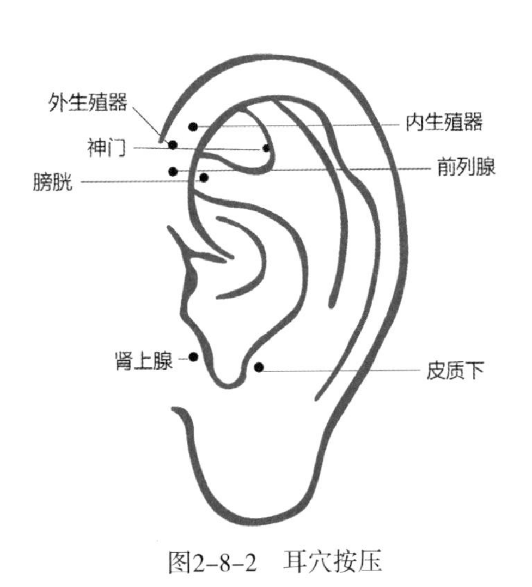

图2-8-2　耳穴按压

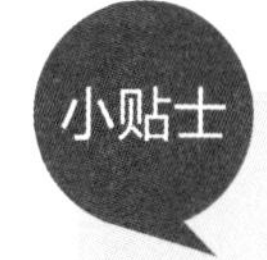

（1）勤锻炼　加强腹部、大腿和臀部的运动，可以使前列腺得到按摩，促进前列腺部位的血液循环和淋巴循环，因此每天打太极拳慢跑快走或饭后散步20~30分钟对前列腺有保健作用，仰卧起坐也很有益。

（2）多饮水　饮水量的减少必然使尿液浓缩，排尿次数同时降低，尿液内的有害物质残留在体内，"尿液反流"进入前列腺，引发炎症。每天饮用2升以上的水就可以充分清洗尿道，对前列腺起到保护作用。多排尿对肾脏也十分有益，能防止泌尿系统形成结石。

（3）莫憋尿　憋尿会让膀胱过度充盈，压迫前列腺。尤其对于前列腺患者来说，尿经前列腺管开口反流引起化学性前列腺炎；经射精管口反流，引起附睾炎。对肾脏、输尿管等高位脏器带来危害，引起肾积水、肾损害。还会造成尿肌松弛而发生排尿困难和尿潴留。

（4）忌辛辣　进食过多辛辣食品及吸烟、饮酒也是引起前列腺炎的原因之一。

（5）多吃锌　微量元素锌可以增强前列腺的抗感染作用，应该多摄入，比如海产品、瘦肉、粗粮、豆类植物、白瓜子、花生仁、芝麻等都含有大量的锌。此外，抗氧化剂对前列腺有保护作用，应多摄入些粗粮、坚果、植物油、新鲜蔬菜和水果，以补充各种抗氧化剂。

（6）莫久坐　久坐和憋尿一样极易使局部血液循环不畅，代谢产物堆积。所以建议每工作1小时，起身活动几分钟。

（7）少骑车　不能长时间骑自行车、骑摩托车、骑马等久坐骑运动，以防直接压迫摩擦前列腺，导致局部血液循环不佳，持续性充血、发炎。

（8）防便秘　长时间便秘的患者，其直肠内坚硬的粪块会对前列腺产生直接的压迫，造成前列腺发炎、增生。

（9）节房事　过度的性生活及频繁的手淫会使前列腺长期处于充

血状态，诱发前列腺炎。另外性生活时前列腺充血、腺液分泌，如突然中断性生活，会引起前列腺液淤滞、前列腺充血，引起炎症。性生活也不可过少，前列腺液是精液的主要成分，长时间不排精会引起前列腺液淤滞，会引起及加重前列腺炎。

（10）常清洗　养成经常清洗会阴部的好习惯，保持会阴部清洁干燥，防止逆行感染，也预防前列腺炎的发生。

（11）常按摩　适当按摩会阴区对前列腺有益，可预防前列腺炎的发生。

（12）热水坐浴　此法简单易行，水温在45摄氏度左右，每次10～15分钟，隔日或每周两三次。此法有利于前列腺炎症的消退，使淤积的前列腺液排出，加速血液循环，同时有利于肠道气体排出，防止便秘，使夜尿明显减少。

（13）自我调整生活或工作压力，放松心情，免疫力自然就会增强。

第三章 妇科疾病

第一节 月经不调

月经不调也称月经失调，是以月经的周期、经期、经量、经色、经质等发生异常为特征的疾病。许多全身性疾病如血液病，高血压病、肝病、内分泌病、流产、宫外孕、葡萄胎、生殖道感染、肿瘤（如卵巢肿瘤、子宫肌瘤）等均可引起月经失调。

耳穴贴压

【取穴】子宫、神门、肝、脾、肾、卵巢、内分泌、皮质下（图3-1-1）。

【操作】采用75%的乙醇自上而下消毒耳廓，找准穴位后，将王不留行籽耳穴贴贴紧并稍加压力，手法由轻到重，使耳朵感到发热、发胀、放射感为宜，每日自行按压3～4次，1周（夏天5天）后，依上法贴压对侧耳穴。每于行经前半个月开始贴压，至月经来潮为1个疗程。

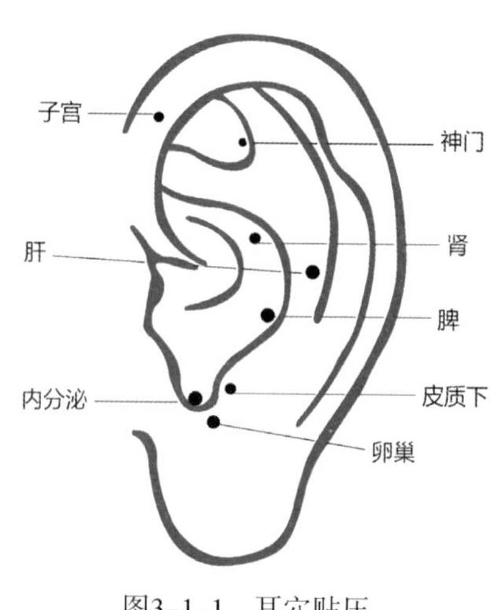

图3-1-1 耳穴贴压

电针加磁压

【取穴】子宫、内分泌、肝、肾（图3-1-2）。

【操作】用G6805针灸治疗仪的探穴电极头电刺激指定耳穴，每穴微电刺激10～20秒，重复3～4次，电针后在每个耳穴上加贴磁珠按压，每日按压2～3次，每周治疗2次，10次为1个疗程，两耳穴交替治疗，一般连续治疗3～5个疗程。

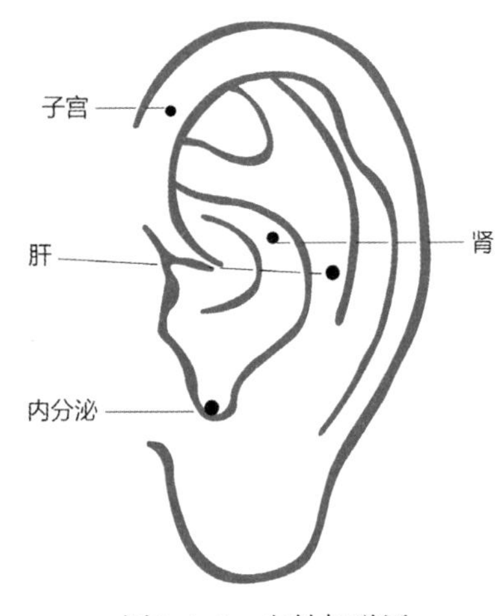

图3-1-2　电针加磁压

小贴士

（1）日常护理　建议患者养成爱运动的好习惯，强身健体，增强机体免疫力，调节经脉；月经不调患者畏寒、肢冷，要注意保暖，防止寒气入侵，加重病情；叮嘱患者避免接触冷水。

（2）饮食护理　在治疗的基础上，为患者选用适合其身体的食物辅助治疗。例如：畏寒者，应避免食用生冷寒凉食物；有内火者，可适当食用黑木耳、藕汁等清热凉血的食物；建议患者食用红枣、桂圆等具有益气功效的食物。

第二节　痛经

痛经是指妇女正值经期或经行前后出现周期性小腹疼痛或痛引腰骶，甚至剧痛晕厥者。痛经时疼痛难忍，严重影响女性的生活和工作。

临床表现：经期或经行前后出现周期性小腹疼痛，严重者可放射到腰骶部、肛门、阴道、股内侧，甚至可见面色苍白、出冷汗、手足发凉等晕厥现象。

耳穴按压

【取穴】子宫、内分泌、神门、腹、盆腔、肝、肾、交感、皮质下（图3–2–1）。

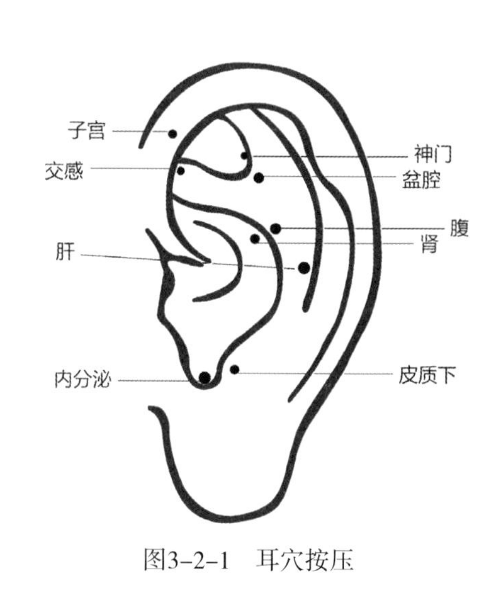

图3–2–1　耳穴按压

【操作】先以75%乙醇棉球擦耳廓皮肤，再用干棉球擦净。按压上述耳穴廓发热潮红。按压时注意将拇、食二指分置耳廓内外侧，寻得敏感点后，即采用一压一放式按压法，反复对压，每穴持续半分钟左右。按压的强度当根据自我的感受，不可太过用力。每天自行按压2～3次，5次为一疗程，中间休息1周。一般两耳轮换按压。

耳穴贴压

【取穴】神门、子宫、内分泌、皮质下、交感、肾（图3–2–2）。

【操作】用75%乙醇棉球擦拭耳廓皮肤，将王不留行籽耳穴贴贴压在相应耳穴敏感点上，每穴以中、重强度刺激0.5～1分钟，使局部产生痛、热、胀感。每日自行按压5～6次。于痛经发生当时开始治疗，直至疼痛缓解后3天为止。下次月经来潮时无论有无痛经，均应在来潮时进行耳穴贴压。若有疼痛，治疗至痛止；若无疼痛，连治7天即可。共治疗3个月经周期。

注意：一般单侧耳穴贴压，两耳交替，每天更换1次，疼痛剧烈者双耳贴压。

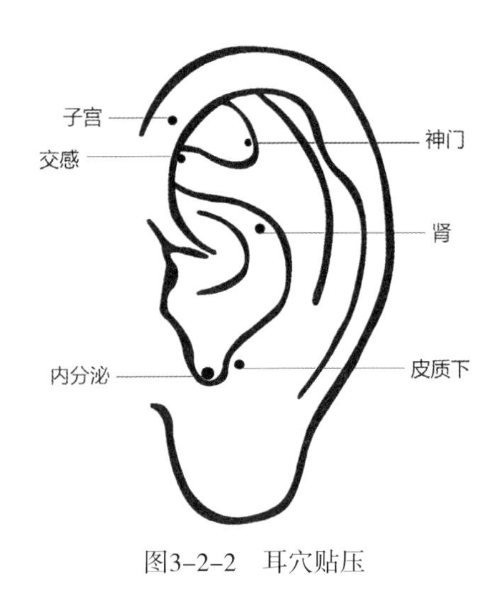

图3–2–2　耳穴贴压

耳穴电针

【取穴】子宫、皮质下、神门、内分泌（均为双侧）（图3–2–3）。

【操作】消毒穴区皮肤，取一次性毫针垂直刺入穴区敏感点2~5毫米，使针身能稳定而不摇摆，进行捻转补泻。实证者施以泻法，虚实夹杂者用平补平泻，每穴行针30秒。再将韩氏穴位神经刺激仪输出导线连接毫针针柄，同侧子宫与皮质下或者神门与内分泌为一组电极，给予频率50Hz的连续波刺激，每次留针30分钟，起针后以消毒干棉签按压针孔30秒。隔天治疗1次，10次为一疗程，每个疗程自月经干净后次日开始，共治疗3个疗程（即3个月经周期）。

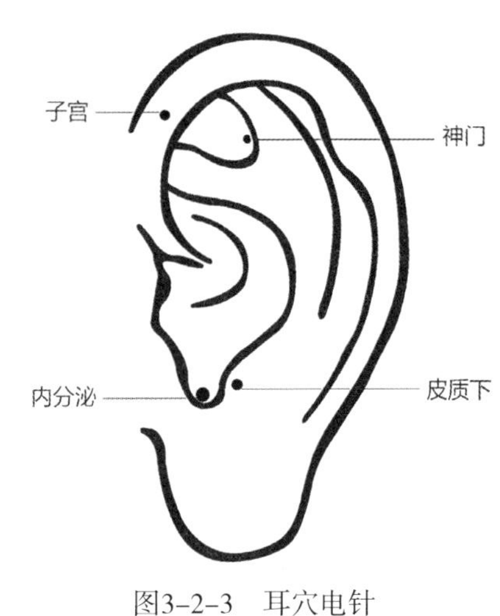

图3–2–3　耳穴电针

耳穴放血

【取穴】神门、子宫、内分泌、皮质下、交感、肾、肝（图3–2–4）。

【操作】一般选用单侧耳穴点刺放血，两耳交替，每天1次。先消毒皮肤，然后取一次性5号注射针头，从上至下逐一点刺耳穴，刺破皮肤出血即可，切不可刺之过深，刺到软骨可导致剧烈疼痛，患者难以接受。刺出血后，再用棉签沾取消毒液，反复擦拭针孔处，直到针孔部位不再出血，最后用消毒干棉球按压针孔，即可结束治疗。于痛经发生的当天开始治疗，直至疼痛缓解。下次月经来潮时无论有无痛经，均应在来潮时进行耳穴治疗。若有疼痛，治疗至痛止；若无疼痛，连治3天即可。共治疗3个月经周期。

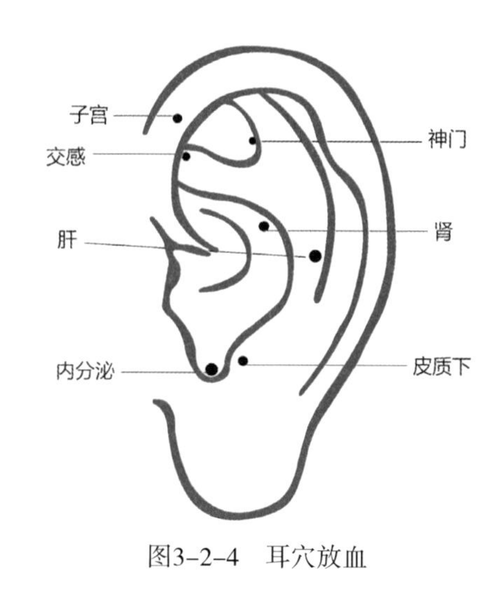

图3-2-4　耳穴放血

耳穴埋针

【取穴】交感、神门、子宫、皮质下（图3-2-5）。

【操作】先用75%乙醇常规消毒耳廓，左手固定耳廓，右手将特制的皮内针刺入耳穴后，再用胶布固定，每日4次按压埋针，以增强疗效。两耳可轮换埋针。经期腹痛第一天开始，7天为一疗程，一般连续治疗6个疗程。

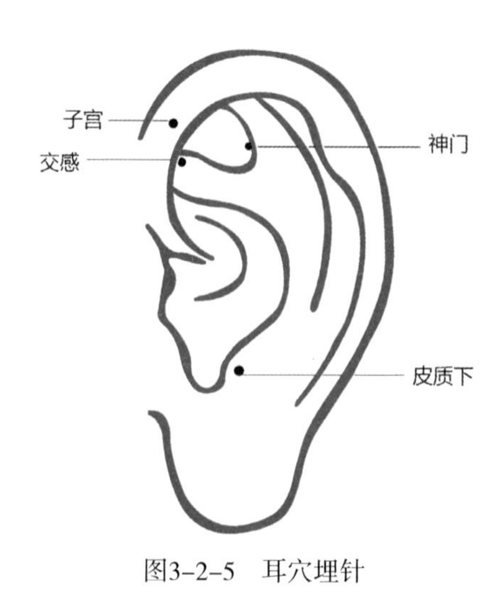

图3-2-5　耳穴埋针

（1）消除恐惧及紧张心理，可预防原发性痛经产生或提高痛阈减轻疼痛程度。

（2）注意经期及性生活卫生，防止经、产期间上行感染，积极预防和治疗可能引起经血潴留的疾病。

（3）经期应注意保暖，忌寒、凉、生、冷刺激，避免空调或电风扇下长时间滞留，防止寒邪侵袭。

（4）注意休息，减少疲劳，加强营养，增强体质。

（5）应尽量控制剧烈的情绪波动，避免强烈的精神刺激，保持心情愉快。

（6）平时要防止房劳过度，经期绝对禁止性生活。

（7）经期要注意饮食调理，经前和经期忌食生冷寒凉之品，以免寒凝血瘀而痛经加重。月经量多者，不宜食用辛辣香燥之物，以免热迫血行，出血更甚。

（8）注意别滥用药，应根据痛经的原因，辨证施治。

第三节　闭经

闭经，是指凡女子年龄超过16岁，月经仍未来潮，或已形成月经周期，但又连续中断3个月以上者，称为“闭经”。闭经分为原发性闭经和继发性闭经。

原发性闭经：女子年逾16周岁，无月经来潮。

继发性闭经：月经周期建立后，在正常绝经年龄前，月经停止来潮6个月以上者；或月经稀发者，按其自身原来月经周期计算，停经3个周期以上者。

耳穴贴压

【取穴】子宫、内分泌、脑点（图3-3-1）。

【操作】采用75%的乙醇自上而下消毒耳廓，找准穴位后，将王不留行籽耳穴贴贴紧并稍加压力，手法由轻到重，使耳朵感到发热、发胀、放射感为宜，每次一侧耳穴，两耳交替，2~3天换贴一次，5次为一疗程，每天顺序按压各穴位约20~30次，治疗至月经来潮。

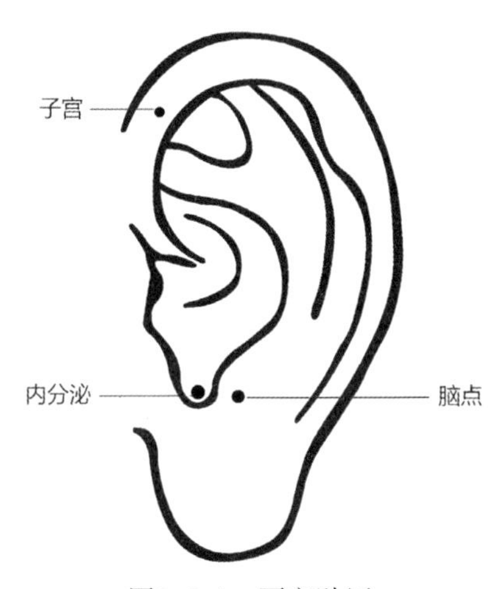

图3-3-1　耳穴贴压

耳穴电针

【取穴】卵巢、子宫、内分泌、肝、肾、神门（图3-3-2）。

【操作】用30号1寸毫针刺入上穴，得气后接通电针仪，留针30~60分钟，用疏密波，强弱适度，1次/天，两耳交替进行，10天为1个疗程。

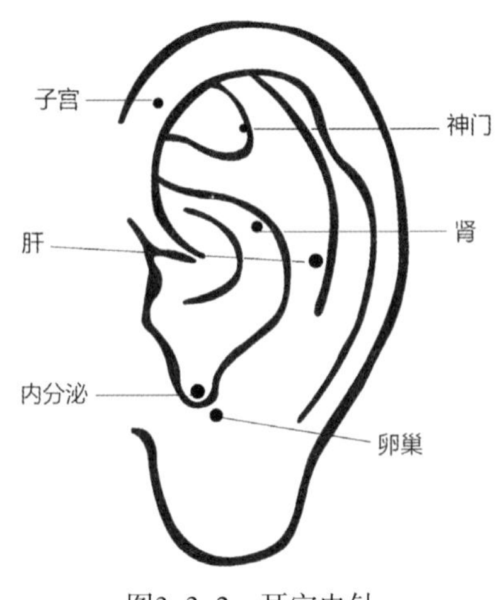

图3-3-2　耳穴电针

闭经的常见原因及处理方式

（1）先天性无子宫或无阴道：如果是这种情况，任何药物也不可能使月经来潮。先天性无阴道者是无法进行性生活的，需在孩子成年准备谈婚论嫁后，进行人造阴道手术，术后可进行夫妻生活，但依然不能来月经和生育。而如果有子宫有阴道，在卵巢功能不足的情况下，部分孩子可按卵巢生理活动的规律补充外源性雌激素和孕激素，让月经来潮（称为人工周期）。再结合中西医调理，甚至可以恢复正常月经，乃至婚后生儿育女。

（2）卵巢性闭经：常见的多囊卵巢综合征，以稀发排卵或不排卵(月经延后或停闭)为表现，可以用中西医结合调理。

（3）精神压力（中枢性）所致的闭经：青春期的女孩子，学习压力大。加上青春期情绪波动一般比较大，紧张、抑郁等不良情绪会反射到神经系统，造成生殖内分泌轴的抑制，导致不排卵及闭经。因此，少女本身应学会自我调节、保持乐观、避免情绪起伏过大，家长也不要给孩子太大的压力，多疏导她们的情绪。要保证充足的睡眠，避免过度劳累，保持健康的生活状态。值得一提的是，如果平时运动较少，那么要适当锻炼，但突然过度的运动也容易引起闭经。

（4）盲目减肥引发的闭经：很多女孩不管自己是胖是瘦，都把减肥当时尚，追求“骨感美”。而她们减肥多采用节食，这种盲目节食的方法，很容易打乱机体内分泌的调节功能，引起月经紊乱，甚至导致闭经。想要保持苗条的身材，正确的做法应该是合理饮食、适当运动，而不是一味地节食。

第四节　功能性子宫出血

凡由调节生殖系的神经内分泌机制失常引起的异常子宫出血，均称为功能失调性子宫出血（简称功血），是一种常见的妇科疾病，多见于青春期和更年期。西医按卵巢功能紊乱程度不同分为有排卵功血（黄体功能障碍）和无排卵功血（卵泡期功能障碍）。

本病属中医学“崩中”、“漏下”、“崩漏”等范畴。

耳穴贴压

【取穴】内分泌、子宫、卵巢、肾（图3–4–1）。

【操作】采用75%的乙醇自上而下消毒耳廓，找准穴位后，将王不留行籽耳穴贴贴紧并稍加压力，手法由轻到重，使耳朵感到发热、发胀、放射感为宜，每日自行按压3次，使穴位有酸麻胀痛感，每次约5分钟，10天为一疗程，经期注意休息，共治疗3个疗程。

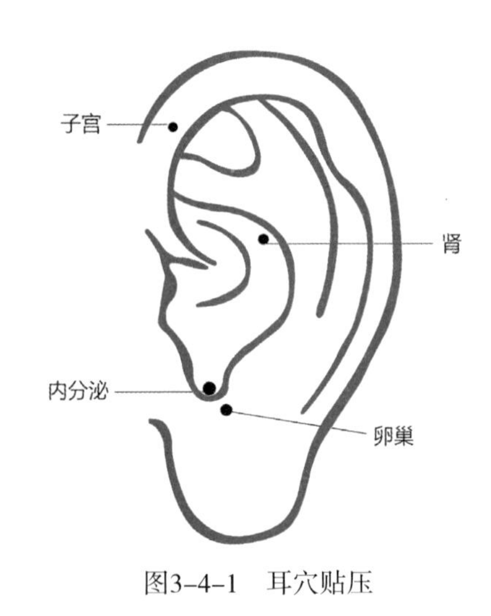

图3–4–1　耳穴贴压

耳穴针刺

【取穴】子宫、脑点、内分泌、肾上腺（图3–4–2）。

【操作】每次取一侧耳穴，两耳交替使用。找准穴位，然后将局部进行常规消毒，进针的时候左手固定耳廓，右手以半寸毫针垂直地刺入软骨，轻刺激，行补法，留针30分钟，期间间断地捻针以增强刺激。在起针的时候左手要托住耳背，而右手起针，并用消毒棉球来压迫针眼以避免出血，并要用碘酒再次涂擦1次。隔日针治1次，10次为1个疗程。

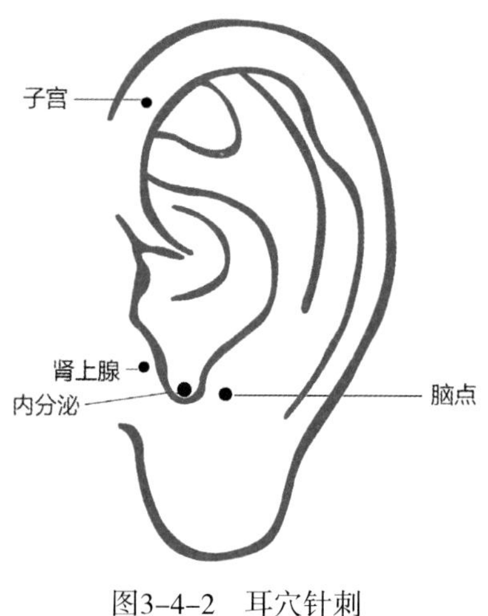

图3–4–2　耳穴针刺

小贴士

（1）心理护理　保持良好的情绪对于崩漏的治疗和转归尤为重要。本病为出血性疾病，病程较长，且反复发作，故患者常常恐惧、紧张、焦虑、忧愁，多种情志因素交错干扰，不利于病情发展。多听轻松愉悦的音乐，保持良好的心情有助于预后。

（2）生活护理　崩漏患者头晕、心悸、出血量多时应避免剧烈运动，严重贫血者卧床休息，不能单独长时间洗澡。勤换卫生巾，每日用温开水清洗外阴2~3次，出血量少时可适当床边活动，减少看书时间。注意腹部及双足保暖。

（3）饮食指导　出血期间，饮食应寒温适宜，忌食油腻、煎炸、辛温动血之品，如桂圆、核桃、人参、红枣等，不可食生冷瓜果，以免寒凉留瘀；饮食宜清淡，并富有营养，可食西红柿汤、乌鱼汤等；出血停止后饮食量增加要循序渐进，不能过饱，适当增加蛋白质、纤维素的摄入，多食含铁和钙丰富的食物，如动物肝脏、乳类、瘦肉等；平素饮食要有规律，荤素搭配合理，做到少量多餐，不挑食、不偏食，可多食红豆莲子汤、山药莲子粥、薏苡仁粥等健脾调胃之品。

第五节　绝经前后诸证

绝经：分为2种方式：自然绝经和人工绝经。

自然绝经：指无其他明显的病理或生理性原因，月经停止连续1年以上。

人工绝经：指手术切除双侧卵巢（切除或保留子宫）或因医疗性丧失了卵巢的功能（放疗或化疗）后月经停止。

临床表现：妇女在绝经期前后，围绕月经紊乱或绝经出现如烘热汗出、烦躁易怒、潮热面红、眩晕耳鸣、心悸失眠、腰背酸楚、面浮肢肿、皮肤蚁行感、情志不宁等症状。

耳穴贴压

【取穴】内分泌、子宫、交感、神门（图3–5–1）。

【操作】采用75%的乙醇自上而下消毒耳廓，找准穴位后，将王不留行籽耳穴贴贴紧并稍加压力，手法由轻到重，使耳朵感到发热、发胀、放射感为宜，每次约 5 分钟，双耳交替，10天为1个疗程，休息1天后进入下一个疗程，共治疗3个疗程。

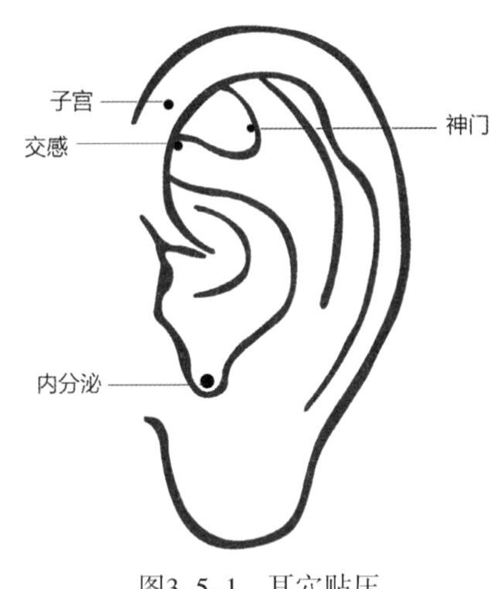

图3–5–1　耳穴贴压

耳穴电针

【取穴】内分泌、卵巢、子宫（图3–5–2）。

【操作】碘伏消毒穴位皮肤，用一次性无菌毫针，直刺进针2～3毫米，使针能直立于皮肤。选用穴位神经刺激仪输出线连接毫针，同侧内分泌和卵巢用一组电极，两侧同时使用。电针刺激参数：连续波、频率15Hz，强度以患者能耐受为度。每次留针30分钟，隔日1次，15次为1个疗程。

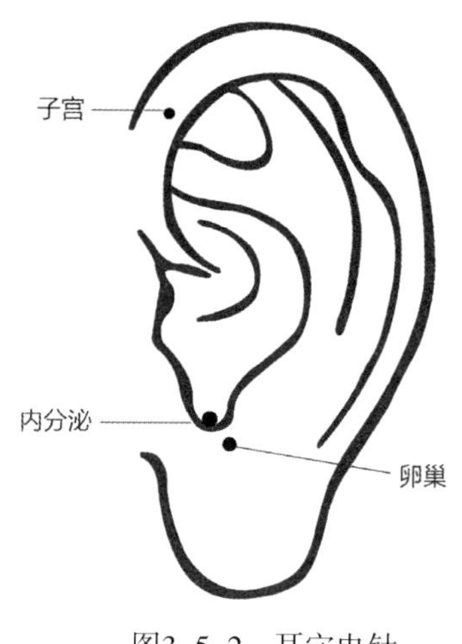

图3-5-2　耳穴电针

耳穴磁贴

【取穴】内分泌、子宫、交感、神门（图3-5-3）。

【操作】75%乙醇棉球耳廓常规消毒，用耳穴探测仪在所选耳穴区域内寻找良导点或敏感点，取磁珠贴压于敏感点上，按压以微痛为宜，每次每穴按压50次，每穴按压1～2分钟，以耳廓产生热胀感或潮红为佳，1天2次。每次贴一侧耳穴，每周左右耳交替，3周为1个疗程。休息1周行第2个疗程。

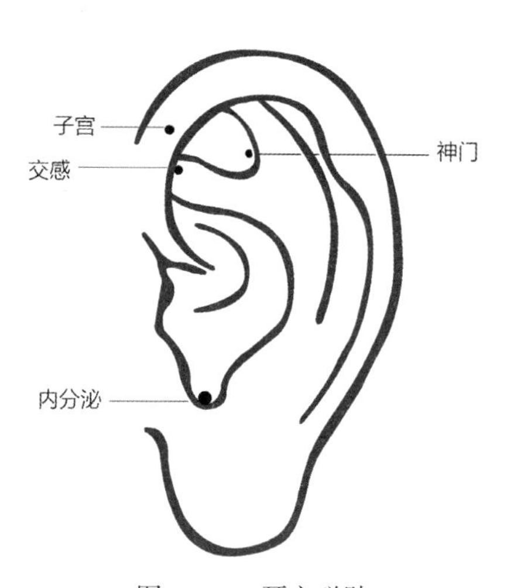

图3-5-3　耳穴磁贴

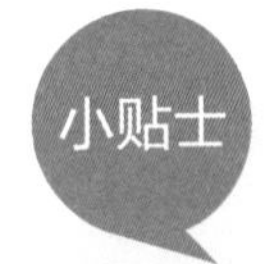

（1）围绝经期　发生于女性生命周期的中后期。人已到中年，各种事情比较多，加上内分泌的明显变化，易产生烦躁、易怒、抑郁等心理变化，会引起血压升高及泌尿生殖系统的症状，因此消除其烦躁，正确面对各种身体机能的变化，保持心情愉悦显得格外重要。

（2）饮食指导　围绝经期女性由于体内雌性激素水平发生变化，会引起各种内分泌代谢失调紊乱，饮食以低盐低脂、低胆固醇的食物为主，平时多吃蔬菜、水果，戒烟限酒，摄入富含钙、蛋白质的均衡膳食。少饮咖啡和碳酸饮料。平时多晒太阳，日光照射可能使皮肤维生素合成增加，促进钙沉着。

（3）运动指导　锻炼对围绝经期妇女骨质疏松的治疗和预防有很大的帮助，通过适当的锻炼可减轻骨质量下降，建议每天行走30分钟；运动还可改善心功能状态，一定的体力劳动和体育活动对预防老年肥胖、增强循环系统的功能和调节血脂代谢均有益。

第六节　阴道炎

阴道炎是不同病因引起的各种阴道黏膜炎症的总称，是女性生殖系统的常见病和多发病。阴道炎有多种，常见的有细菌性阴道炎、念珠菌性阴道炎和滴虫性阴道炎。一般表现为阴道分泌物增多，有异味，性交后加重，可伴有轻度外阴瘙痒或灼热感，也有一部分患者无临床症状。

本病属中医学“带下病”范畴。

耳穴贴压

【取穴】子宫、卵巢、内分泌（图3-6-1）。

【操作】采用75%的乙醇自上而下消毒耳廓，找准穴位后，将王不留行籽耳穴贴贴紧并稍加压力，手法由轻到重，使耳朵感到发热、发胀、放射感为宜，每穴按压1～2分钟，每天自行按压3～5次。每次选用3～4个穴，双侧或双侧交替取穴，5天换药一次，4次为一疗程，疗程间休息3～5天。

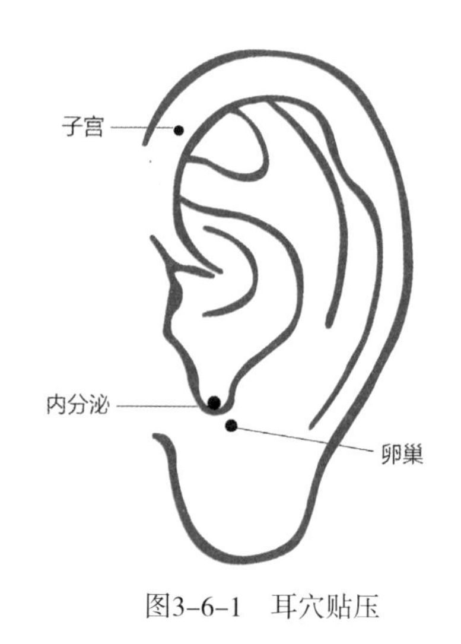

图3-6-1　耳穴贴压

耳穴针刺

【取穴】子宫、盆腔、腹、肾、脾、肝（图3-6-2）。

【操作】每次取一侧耳穴，两耳交替使用。找准穴位，然后将局部进行常规消毒，进针的时候左手固定耳廓，右手以半寸毫针垂直地刺入软骨，轻刺激，行补法，留针30分钟，期间间断地捻针以增强刺激。在起针的时候左手要托住耳背，而右手起针，并用消毒棉球来压迫针眼以避免出血，并要用碘酒再次涂擦1次。每日或隔日针治1次，10次为1个疗程。

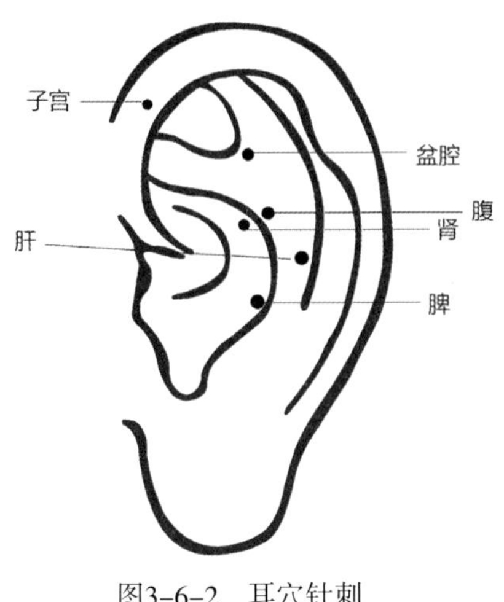

图3-6-2　耳穴针刺

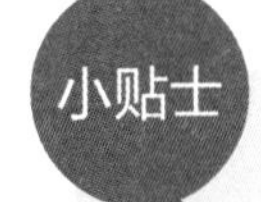

（1）增加沟通与交流，消除恐惧、焦虑等消极情绪，使患者可以保持稳定的心态，提高患者治疗依从性，促进治疗和护理的顺利进行。

（2）合理安排饮食。食用清淡、容易消化的食物，如赤小豆等；食用可以起到活血理气散结效果的食物，如桃仁、橘皮等；适当增加蛋白质的摄入量，如鱼、蛋等；不要食用生冷、肥腻的食物。如果白带色黄、量多、质稠，则不要食用辛辣刺激性的食物，如辣椒等。如果少腹冷痛、怕凉，腰酸疼，则可适量饮姜汤、红糖水。如果五心烦热、腰痛，则多食用肉、蛋类血肉有情之品。此外，禁止吸烟和饮酒。

（3）带下病急性发作时会出现盆腔积液，采取半卧位卧床休息，有助于积液控制在盆底部，有助于消散和吸收炎症，每天清洗外阴1~2次，确保会阴部保持清洁和干燥，勤换内裤。治疗期间不要进行性生活；不要过度清洁内阴，以免对天然屏障造成人为性破坏。

第七节　妊娠恶阻

妊娠早期，出现恶心呕吐，头晕倦怠，甚至食入即吐者，称为恶阻。

耳穴贴压

【取穴】食道、胃、贲门、脾（图3–7–1）。

【操作】采用75%的乙醇自上而下消毒耳廓，找准穴位后，将王不留行籽耳穴贴贴紧并稍加压力，手法由轻到重，使耳朵感到发热、发胀、放射感为宜。每日早、中、晚各按压1次，每次按压3～5分钟，10天为一疗程。

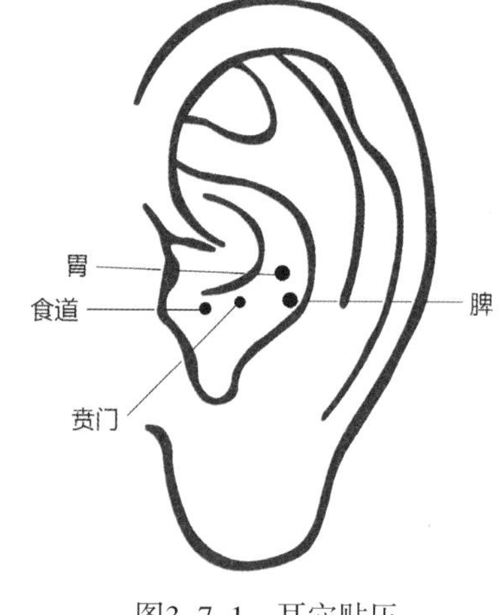

图3–7–1　耳穴贴压

耳穴针刺

【取穴】胃、脾、肝、神门（图3–7–2）。

【操作】每次取一侧耳穴，两耳交替使用。找准穴位，然后将局部进行常规消毒，进针的时候左手固定耳廓，右手以半寸毫针垂直地刺入软骨，轻刺激，行补法，留针30分钟，期间间断地捻针以增强刺激。在起针的时候左手要托住耳背，而右手起针，并用消毒棉球来压迫针眼以避免出血，并要用碘酒再次涂擦1次。每日针治1次，中病即止。

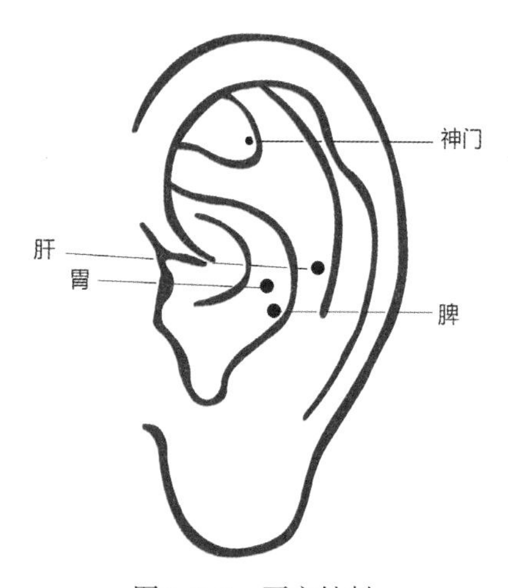

图3–7–2　耳穴针刺

（1）避免居住在潮湿、嘈杂和寒冷的环境中，保持空气清新、流通，温度适中，每日保证8～9小时睡眠，适当活动，劳逸有度，以益于肠胃的蠕动和全身气血流通。呕吐剧烈频繁者，多卧床休息，注意保暖。每次呕吐后用温开水或淡盐水漱口，保持口腔清洁。

（2）由于剧烈频繁的呕吐，患者容易产生紧张恐惧的情绪，同时又担心胎儿的营养发育，心理压力较大。紧张抑郁的情绪又影响患者的食欲，加重恶心呕吐症状，因此，要充分认识到情志护理的重要性。及时了解病人的情志变化，肝胃不和的病人尤需避免抑郁愤怒，要多安慰开导病人，保持心情舒畅，促进肝气条达，以助胃气下降。耐心解释呕吐属妊娠反应，指导孕妇阅读妊娠指南等书，正确对待孕育问题，消除紧张恐惧心理，促进疾病的康复。鼓励病人做一些轻松愉快的事，适当参加娱乐活动，多听轻松音乐，在环境优美的地方散步，放松自我，转移注意力，以顺利度过妊娠期。

（3）中药汤剂宜浓煎，少量频频饮服，药后静卧休息片刻。中药温凉可根据患者的要求，喜热饮者温服，恶热饮者凉服。胃寒者在药中加姜汁数滴，胃热者加竹沥数滴。食入即吐者，在服药前10分钟用鲜生姜片擦舌或服姜汁数滴，再行服药。

第八节　产后缺乳

产妇在哺乳期内，乳汁甚少或全无，称为产后缺乳。

临床表现：多发于产后二三天至半月内。产后即乳房不胀，乳汁稀少，不足哺乳，或全无乳汁。也有新产后哺乳正常，因突然高热或七情所伤，乳汁骤减。

耳穴贴压

【取穴】子宫、内分泌、皮质下、卵巢、肝、肾、脾、神门、乳腺（图3-8-1）。

【操作】每次取以上4～5穴。采用75%的乙醇自上而下消毒耳廓，找准穴位后，将王不留行籽耳穴贴贴紧并稍加压力，手法由轻到重，使耳朵感到发热、发胀、放射感为宜。1个月为1个疗程，连续治疗3个疗程。

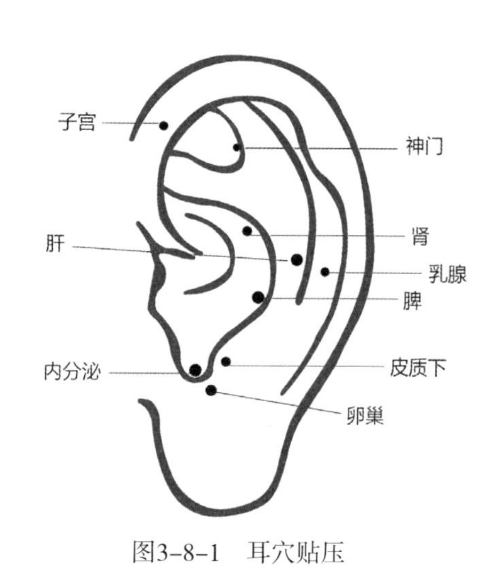

图3-8-1　耳穴贴压

耳穴针刺

【取穴】胸、肝、脾、肾、内分泌、神门（图3-8-2）。

【操作】每次取一侧耳穴，两耳交替使用。找准穴位，然后将局部进行常规消毒，进针的时候左手固定耳廓，右手以半寸毫针垂直地刺入软骨。虚证用轻刺激，行补法；实证用强刺激，行泻法。留针15～30分钟，期间间断地捻针以增强刺激。在起针的时候左手要托住耳背，而右手起针，并用消毒棉球来压迫针眼以避免出血，并要用碘酒再次涂擦1次。隔日针治1次，10次为1个疗程。

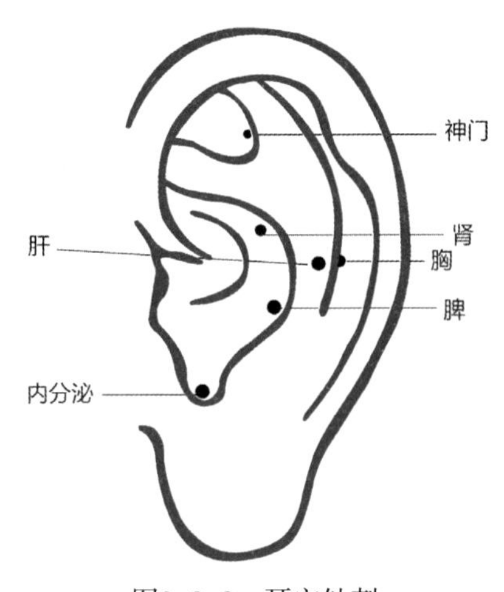

图3-8-2　耳穴针刺

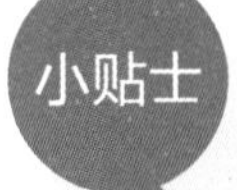

（1）预防和行为干预　适量运动，合理膳食，情志舒畅，提早哺乳，促进乳汁的分泌，孕期宜纠正贫血，产后注意恶露的情况，保证足够睡眠，正确哺乳，合理营养，饮食不可过于滋腻，宜早期下床做一些和缓运动。

（2）乳头护理　孕期做好乳头护理，产检时若发现乳头凹陷者，早期嘱孕妇经常把乳头向外拉，并要常用肥皂擦洗乳头，防止乳头皲裂而造成哺乳困难。

（3）食疗

1）猪蹄2只，通草24克，同炖，去通草食猪蹄，饮汤。

2）花生米120克，黄豆120克，炖猪蹄。

3）鲤鱼100～150克，葱50克，煎汤饮服。

4）碎核桃肉，加猪油、红糖冲服。

第九节　产后尿潴留

产后尿潴留是指在分娩后6～8小时不能自行排尿或排尿不畅致尿液不能排净，在膀胱内潴留所引起的一系列症状。产后尿潴留可影响子宫收缩，导致阴道流血量增多，易发生泌尿道感染，增加产妇痛苦。

本病属中医学“癃闭”范畴。

耳穴埋针

【取穴】肾、膀胱、子宫（图3-9-1）。

【操作】选准穴位，常规消毒，左手固定耳廓，绷紧穴区，右手用小摄子夹住消毒好的揿针，一般刺入穴内2/3。每穴按压数秒钟，每日3～4次。已做保留导尿者，导尿管暂不要急于拔除，能尿时，则导尿管能随尿液排出。患者小便畅利后，即可出针，出针后压闭针孔，再行消毒。留针30～60分钟，每隔5～10分钟捻转运针1次。

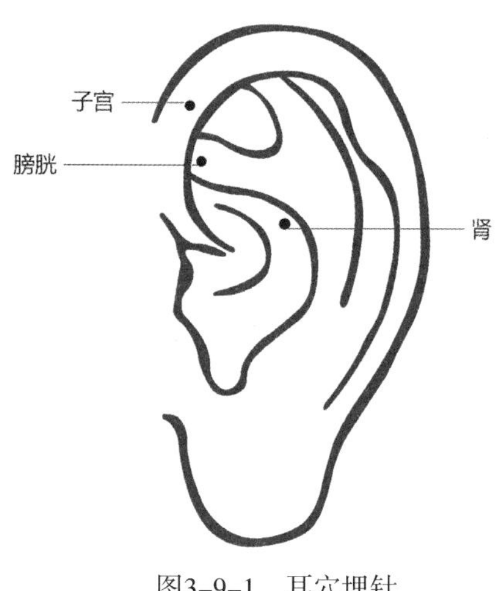

图3-9-1　耳穴埋针

耳穴注射

【取穴】膀胱、子宫、尿道、三焦（图3-9-2）。

【操作】于相应耳穴区寻找阳性反应物或敏感点，以2毫升注射器，吸取1毫升生理注射用水，常规消毒后，以4号皮试针头斜向浅刺皮下勿入耳软骨，然后注以0.1毫升注射液，待有胀痛感后出针。每日1次，两耳交替使用。已作保留导尿者，暂不急于拔除尿管，待能尿时，导尿管自然随尿排出。患者小便通畅后，即可停止治疗。

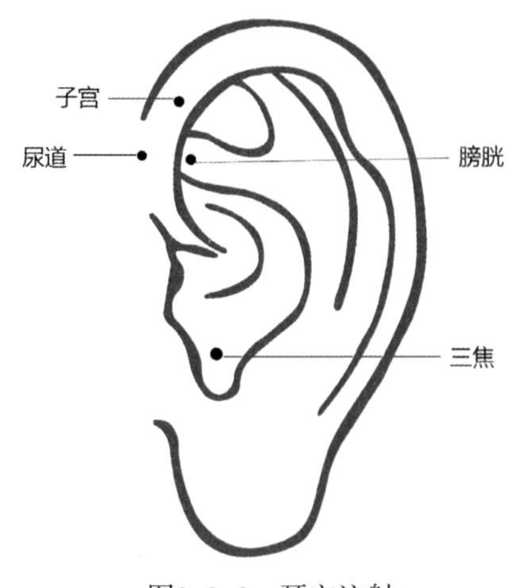

图3-9-2　耳穴注射

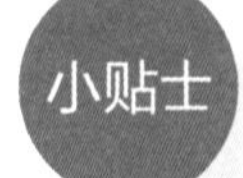

（1）做好产前的预防，加强产前的宣传教育，使产妇正确认识到分娩是一正常的生理过程，需配合助产者，缩短产程，减少先露部对膀胱的压迫，在产时发生尿潴留而导尿者，应防止宫缩时盲目插入导尿管，以免损伤尿道黏膜。

（2）产后及时督促排尿，鼓励产妇及早下床活动，产后多饮开水及饮料，尽量下床蹲式排尿，做到2～3小时排尿1次，以免影响子宫收缩。

（3）热疗法　将热毛巾或热水袋置于患者下腹区热敷15～20分钟，或用红外线灯在膀胱区照射15～20分钟，利用热力使松弛的腹肌收缩，腹压升高而促进排尿。

（4）用温开水冲洗外阴和尿道口，让产妇听流水声，使其产生条件反射，诱导其排尿。

第十节　子宫脱垂

子宫从正常位置沿阴道下降，宫颈外口达坐骨棘水平以下，甚至子宫全部脱出于阴道口以外，称为子宫脱垂。子宫脱垂常合并有阴道前壁和后壁膨出。

临床表现：①腰骶部酸痛；②阴道脱出肿物；③泌尿道症状；④月经改变，白带多；⑤一般不影响受孕、妊娠和分娩。但子宫脱垂不能还纳者，临产后可出现子宫颈水肿而宫颈扩张困难致难产。

本病属中医学“阴挺”等范畴。

耳穴贴压

【取穴】子宫、皮质下、肝、脾、肾、交感（图3-10-1）。

【操作】采用75%的乙醇自上而下消毒耳廓，找准穴位后，将王不留行籽耳穴贴贴紧并稍加压力，手法由轻到重，使耳朵感到发热、发胀、放射感为宜，每天按压3～4次，每次3～5分钟。每日治疗1次，两耳交替贴压。10天为一疗程。

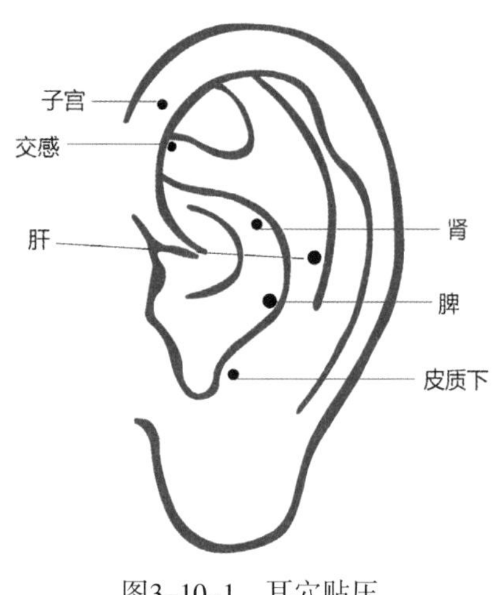

图3-10-1　耳穴贴压

耳穴针刺

【取穴】子宫、皮质下、肝、脾（图3-10-2）。

【操作】每次取一侧耳穴，两耳交替使用。找准穴位，然后将局部进行常规消毒，进针的时候左手固定耳廓，右手以半寸毫针垂直地刺入软骨，强刺激，行泻法，留针30分钟，期间间断地捻针以增强刺激。在起针的时候左手要托住耳背，而右手起针，并用消毒棉球来压迫针眼以避免出血，并要用碘酒再次涂擦1次。隔日针治1次，10次为1个疗程。

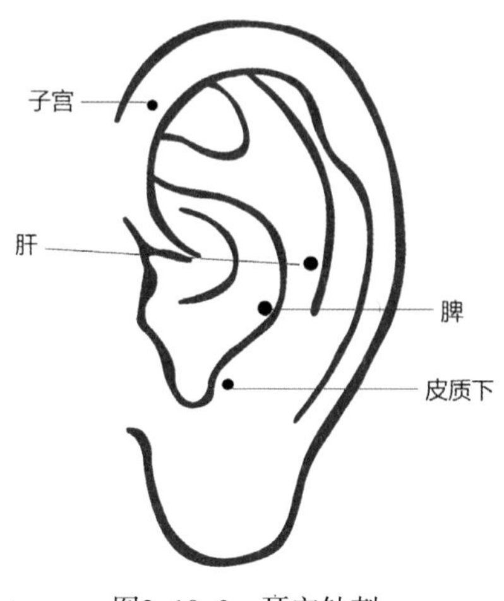

图3-10-2　耳穴针刺

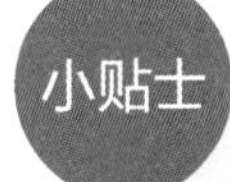

子宫脱垂的预防

（1）要做好妇女“五期”保健：经期保健、孕期保健、产期保健、哺乳期保健、更年期保健，其中以孕期保健最为重要。

（2）做好计划生育，提倡晚婚、晚孕，不要多生、频产，尤其在农村更要落实计划生育措施。

（3）加强孕期保健，定期做产前检查，增加营养，及时纠正胎位异常，预防发生滞产、难产。孕期注意劳动保护，尤其怀孕晚期，应适当休息，不要参加过重体力劳动。

（4）使用新的接生方法，及时处理滞产、难产、减少盆底组织的损伤。

（5）产后注意休息，增加营养，避免重体力劳动。产后休息42天，有产科合并症者应适当延长。休息时注意卧位姿势，以侧卧为宜。半月后可行胸膝卧位锻炼，每日1～2次，每次5～10分钟或更长。产后做产后体操，做腹肌和提肛肌收缩锻炼。早下床活动，但不宜做过多过重的体力劳动，也应避免久站、久坐、久蹲。有便秘、腹泻、咳嗽等应及时治疗。产后42天应做妇科检查。

（6）哺乳期不应超过2年，以免子宫及其支持组织萎缩。

第四章 儿科疾病

第一节 百日咳

百日咳是由百日咳杆菌引起的急性呼吸道传染病。其临床特征为阵发性痉挛性咳嗽伴有深长的“鸡鸣”样吸气性吼声，如未得到及时有效的治疗，病程可迁延数个月左右，故称“百日咳”。病人是唯一的传染源。百日咳杆菌不易在外环境中生存，仅能在上呼吸道黏膜中生长繁殖，随同飞沫进行传播，所以，百日咳的传播途径主要通过咳嗽时飞沫传播，在病人周围约2m以内都有吸入病菌的可能。

本病属中医学“咳嗽”范畴。

耳穴贴压

【取穴】肺、气管、肾上腺、平喘、咽喉、枕（图4-1-1）。

【操作】采用75%的乙醇自上而下消毒耳廓，找准穴位后，将王不留行籽耳穴贴贴紧并稍加压力，手法由轻到重，使耳朵感到发热、发胀、放射感为宜。每日至少3次，一松一紧按摩3～5分钟，每2～3天换1次，每次取一侧耳穴，左右交替。

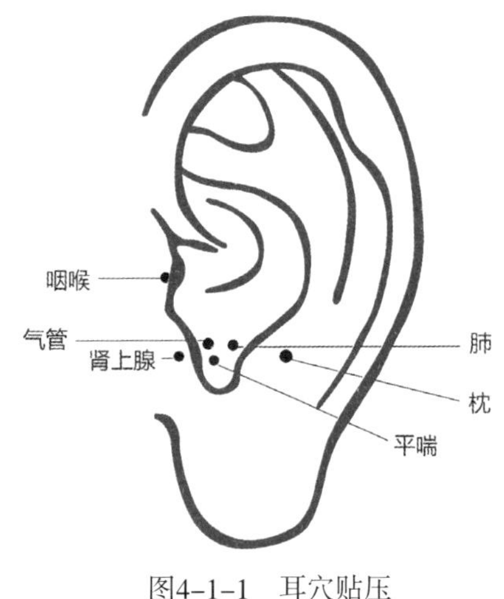

图4-1-1 耳穴贴压

耳穴针刺

【取穴】支气管、肾上腺、平喘、交感、枕（图4-1-2）。

【操作】找准穴位，然后将局部进行常规消毒，进针的时候左手固定耳廓，右手以半寸毫针垂直地刺入软骨，刺激的强度与手法要视个人的具体情况来定，针刺的深度要根据个人耳廓厚薄来灵活掌握，一般情况下，刺入皮肤2～3分即可，不能刺穿对侧的皮肤。留针1~2小时，期间间断地捻针以增强刺激。在起针的时候左手要托住耳背，而右手起针，并用消毒棉球来压迫针眼以避免出血，并要用碘酒再次涂擦1次。每日针治1次，7次为一疗程。

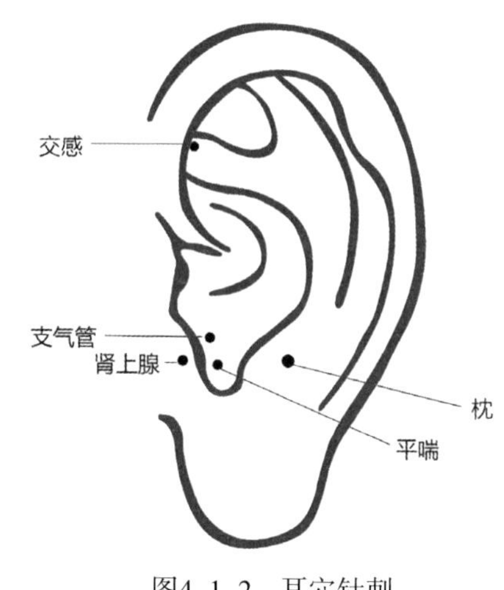

图4-1-2 耳穴针刺

小贴士

本病的预防

（一）隔离传染源

严格执行呼吸道隔离，是重要的预防环节。隔离期自起病开始，为期7周；或痉咳开始，为期4周。密切接触的易感儿（特别在集体机构中）需检疫3周。成人患者需注意避免接触小儿。疫源地只需通风换气。

（二）保护易感者

（1）主动免疫：目前常用白百破（DPT，白喉类毒素、百日咳疫苗、破伤风类毒素）三联疫苗，对出生3～6个月的婴儿进行基础免疫，皮下注射3次。在流行期，1个月的患儿即可接受疫苗接种。强调全程免疫，以后再按规定加强。百日咳疫苗偶可引起脑病等神经性反应，故原有脑部疾患或惊厥性疾病、或首剂百日咳疫苗注射后曾有惊厥者，一概不应再予注射。乙型脑炎流行季节也不进行百日咳疫苗注射。现用的全细胞百日咳疫苗虽发挥了一定的作用但效果尚不够理想，免疫后再患百日咳的儿童和成人发病者屡有报道。

无细胞百日咳疫苗：使用百日咳杆菌的某些组成部分，而不是用全个百日咳杆菌制成的百日咳疫苗。其保护效果较全细胞百日咳疫苗好，同时避免了全细胞疫苗的不良反应。1981年日本Sato开始用以百日咳毒素和丝状血凝素为主要组分的无细胞百日咳疫苗获得成功。英、美、瑞典等国家随后研制各种无细胞百日咳组分的疫苗用于人群最得效果。已证实无论何种无细胞百日咳组分疫苗，百日咳毒素（PT）抗原是必不可少的成分。进一步研究揭示百日咳毒素单克隆抗体（PT-McAb）具有特异性中和体外和体内百日咳毒素的多种生物学活性的特征，同时也具有防御百日咳杆菌感染的保护作用。

（2）被动免疫：对幼婴或体弱者，于接触病人后可给百日咳高效价免疫球蛋白，但预防和减轻症状的效果不显著，故应用者少。

（三）药物预防

婴儿接触病人后，即给红霉素每日50mg/kg，分4次口服，连用10～14天，效果较好。

第二节　急性流行性腮腺炎

急性腮腺炎是由腮腺炎病毒侵犯腮腺引起的急性呼吸传染病，是儿童和青少年中常见的呼吸道传染病，成人中也有发病。非化脓性肿胀疼痛为突出的病征，病毒可侵犯各种腺组织或神经系统及肝、肾、心、关节等几乎所有的器官。因此，常可引起脑膜脑炎、睾丸炎、胰腺炎、乳腺炎、卵巢炎等症状。

腮腺炎，中医学称为“痄腮”，民间亦有称为“鸬鹚瘟”、“蛤蟆瘟”、“猪头疯”、“蛤蟆瘟”、“对耳风”，一年四季均可发病，但以冬春两季多见。

耳穴放血

【取穴】耳尖（图4–2–1）。

【操作】选定耳穴的位置后，再用毫针的针柄以均匀的压力寻找压痛点，当患者感到剧痛时，方为取穴准确。耳穴经严密消毒后，以半寸较粗之毫针对准穴位迅速点刺0.1～0.2厘米深，每穴捏挤出血5～10滴，刺血后以消毒棉球按压针孔片刻即可。每次取一侧耳穴，双耳交替，每日治疗1次。

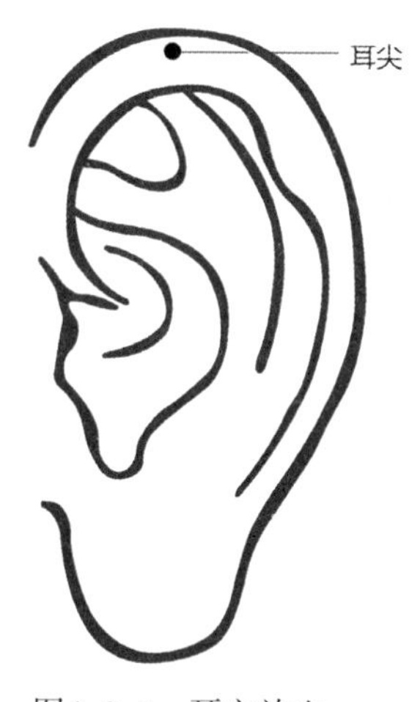

图4–2–1　耳穴放血

耳穴针刺

【取穴】耳尖、肺、脾、肝、肾、心、三焦、交感、神门（图4–2–2）。

【操作】找准穴位，然后将局部进行常规消毒，进针的时候左手固定耳廓，右手以半寸毫针垂直地刺入软骨，刺激的强度与手法要视个人的具体情况来定，针刺的深度要根据个人耳廓厚薄来灵活掌握。一般情况下，刺入皮肤2～3分即可，不能刺穿对侧的皮肤。留针1~2小时，期间间断地捻针以增强刺激。在起针的时候左手要托住耳背，而右手起针，并用消毒棉球来压迫针眼以避免出血，并要用碘酒再次涂擦1次。每日针治1次，7次为一疗程。

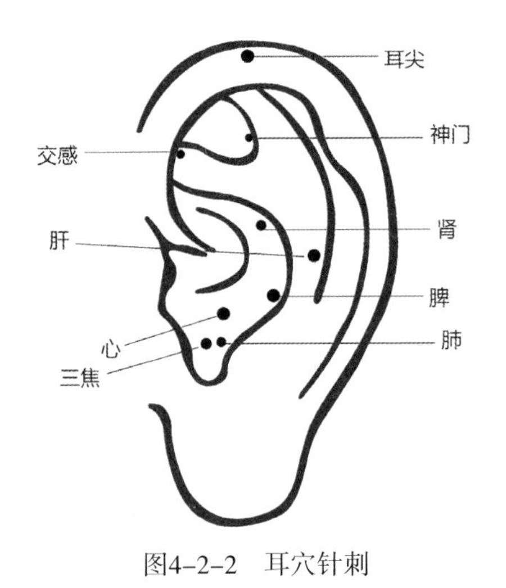

图4-2-2　耳穴针刺

耳穴贴压

【取穴】肺、脾、肝、心、三焦、交感、神门（图4-2-3）。

【操作】采用75%的乙醇自上而下消毒耳廓，找准穴位后，将王不留行籽耳穴贴贴紧并稍加压力，手法由轻到重，使耳朵感到发热、发胀、放射感为宜，每日至少3次，一松一紧按摩3～5分钟，每2～3天换一次，每次取一侧耳穴，左右交替。

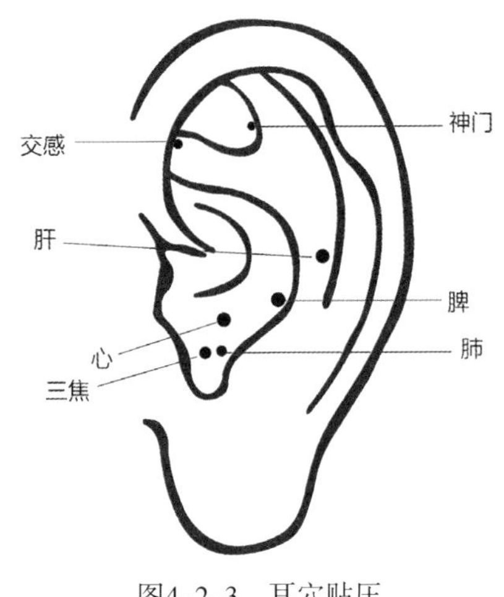

图4-2-3　耳穴贴压

耳穴点灼

【取穴】腮腺刺激点，即“肾穴”与“小肠穴”的中点（图4-2-4）。

【操作】腮腺刺激点处消毒，待干后，点燃火柴一根，迅速刺向腮腺患侧耳穴“腮腺刺激点”，燃火即灭，在穴位处仅留下一黑点。每日治疗1次，一般经1～3次治疗即愈。

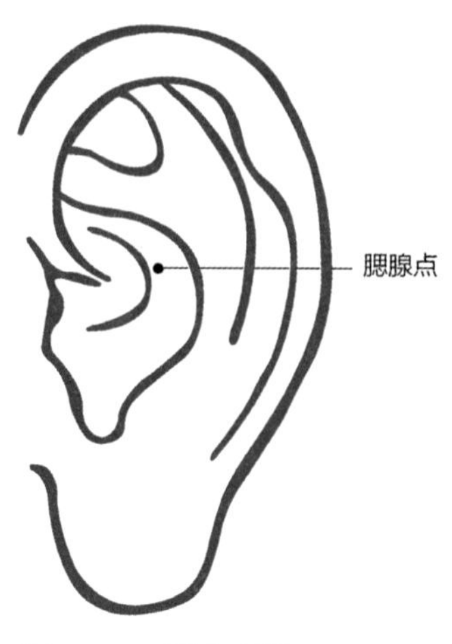

图4-2-4　耳穴点灼

小贴士

（1）本病为急性呼吸道传染病，应及早隔离患者直至腮腺肿完全消退为止。患儿发热时，要注意休息，予流质或半流质饮食，注意口腔卫生。

（2）食疗配方：绿豆100克，黄豆50克，白糖30克。制法：将绿豆、黄豆加水适量，煮至烂熟，加入白糖搅匀。

（3）外敷法：取鲜仙人掌，去刺捣烂，敷于腮腺部位；睾丸肿痛者，可敷于睾丸处，每日1次，直至肿退。

第三节　夜啼

夜啼，中医病名。婴儿白天能安静入睡，入夜则啼哭不安，时哭时止，或每夜定时啼哭，甚则通宵达旦，称为夜啼。多见于新生儿及6个月内的小婴儿。新生儿及婴儿常以啼哭表达要求或痛苦，饥饿、惊恐、尿布潮湿、衣被过冷或过热等均可引起啼哭。此时若喂以乳食、安抚亲昵、更换潮湿尿布、调整衣被厚薄后，啼哭可很快停止，不属病态。

中医学认为小儿夜啼常因脾寒、心热、惊骇、食积而发病。

耳穴贴压

【取穴】神门、肝、肾、皮质下（图4-3-1）。

【操作】采用75%的乙醇自上而下消毒耳廓，找准穴位后，将王不留行籽耳穴贴贴紧并稍加压力，手法由轻到重，使耳朵感到发热、发胀、放射感为宜。每日至少3次，一松一紧按摩3～5分钟，每2～3天换1次，每次取一侧耳穴，左右交替。

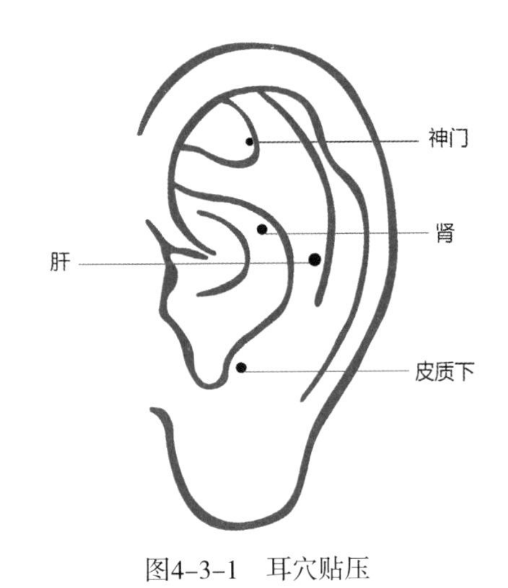

图4-3-1　耳穴贴压

耳穴针刺

【取穴】耳尖、神门、交感、心、脑点、皮质下（图4-3-2）。

【操作】找准穴位，然后将局部进行常规消毒，进针的时候左手固定耳廓，右手以半寸毫针垂直地刺入软骨，刺激的强度与手法要视个人的具体情况来定，针刺的深度要根据个人耳廓厚薄来灵活掌握。一般情况下，刺入皮肤2～3分即可，不能刺穿对侧的皮肤。留针1～2小时，期间间断地捻针以增强刺激。在起针的时候左手要托住耳背，而右手起针，并用消毒棉球来压迫针眼以避免出血，并要用碘酒再次涂擦1次。每日针治1次，7次为一疗程。

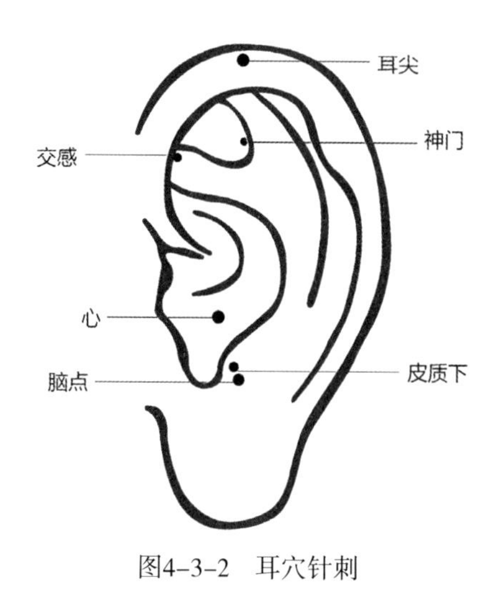

图4-3-2　耳穴针刺

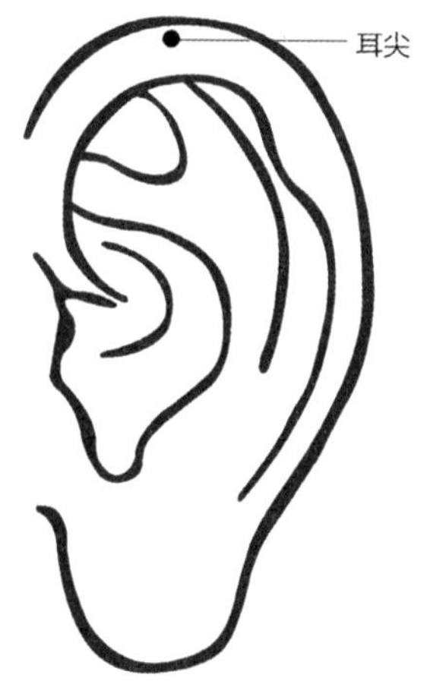

图4-3-3　耳穴放血

耳穴放血

【取穴】耳尖（双侧）（图4-3-3）。

【操作】先用左手拇指、食指在整个耳廓上做轻柔按摩，使其充血，严格消毒耳尖穴，提捏并固定耳廓，右手持采血针刺入耳尖穴1～2毫米，随即快速退针，轻柔挤按针孔，使其自然出血，放血数滴，血色改变即血色由紫暗或深红色变为鲜红为准，完毕后再常规消毒针眼，最后用干棉球按压止血。2～3天1次。

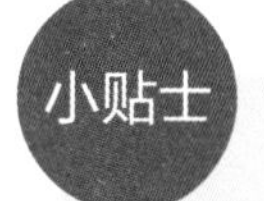

（1）小儿推拿：分阴阳，运八卦，平肝木，揉百会、安眠（翳风与风池连线之中点）。惊恐者清肺金，揉印堂、太冲、内关；脾寒者补脾土，揉足三里、三阴交、关元；心热者泻小肠，揉小天心、内关、神门。

（2）按摩百会、四神聪、脑门、风池（双），由轻到重，交替进行。患儿惊哭停止后，继续按摩2～3分钟。适用于惊恐伤神证。

第四节　惊风

惊风是小儿时期常见的一种急重病证，以临床出现抽搐、昏迷为主要症状。又称“惊厥”，俗名“抽风”。任何季节均可发生，一般以1～5岁的小儿为多见，来势凶猛，变化迅速，甚至可威胁小儿生命。所以，古代医家认为惊风是一种恶候。如《东医宝鉴·小儿》云：“小儿疾之最危者，无越惊风之证。”《幼科释谜·惊风》：“小儿之病，最重惟惊。”临证常将惊风分为急惊风和慢惊风，凡起病急暴，属阳属实者，统称急惊风；凡病势缓慢，属阴属虚者，统称慢惊风。

耳穴放血

【取穴】耳尖（图4–4–1）。

【操作】取双侧耳尖，经严密消毒后，以半寸较粗之毫针对准穴位迅速点刺0.1～0.2厘米深，捏挤出血5～10滴，刺血后以消毒棉球按压针孔片刻即可。2～3天1次，急性期使用。

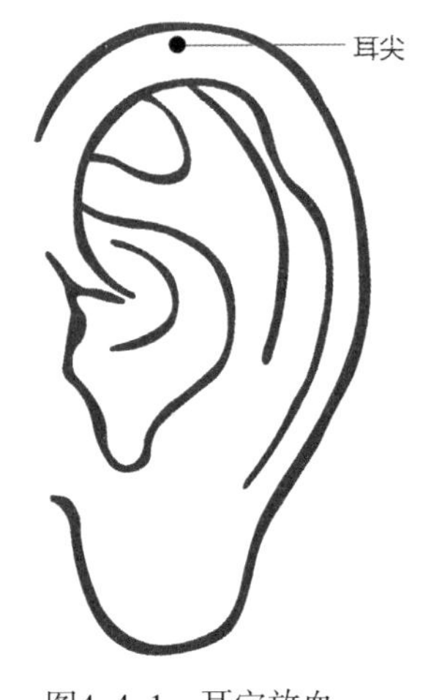

图4–4–1　耳穴放血

耳穴针刺

【取穴】神门、耳尖、脑点、皮质下、心、肝、脾、肺、肾（图4–4–2）。

【操作】取上穴5个，找准穴位，然后将局部进行常规消毒，进针的时候左手固定耳廓，右手以半寸毫针迅速点刺，不留针。每日针治1次，7次为一疗程。

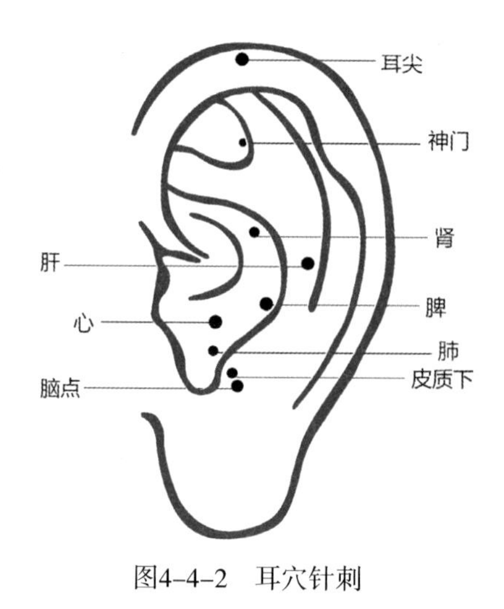

图4-4-2　耳穴针刺

小贴士

（1）小儿发生惊厥时，应迅速将小儿抱到床上或安全的地方，防止受伤。

（2）迅速松开衣领和裤带。并迅速将用纱布、手绢包好的牙刷柄、筷子等放入上下大牙之间，以防咬破舌头。与此同时迅速进行急救处理。

（3）密切观察小儿的呼吸、脉搏等情况，并积极送医院治疗。

（4）小儿惊风发作时，切勿惊慌呼叫，猛摇患儿，应立即采取防护救治措施。

（5）积极让小儿锻炼身体，提高抗病能力。患病后防止产生高热。

（6）目前发现急惊风者有家族倾向，对有这种体质的儿童，平素应备好急救药品。

第五节　厌食症

厌食症是指小儿长期食欲不振或食欲减退为主的一类症状。在小儿时期很常见，主要的症状有呕吐、食欲不振、腹泻、便秘、腹胀、腹痛和便血等。这些症状不仅反映消化道的功能性或器质性疾病，且常出现在其他系统的疾病时，尤其多见于中枢神经系统疾病或精神障碍及多种感染性疾病时。因此必须详细询问有关病史，密切观察病情变化，对其原发疾病进行正确的诊断和治疗。

中医学认为本病属于“不能食”、“不欲食”、“恶食”范畴。

耳穴贴压

【取穴】脾、胃、小肠（图4–5–1）。

【操作】采用75%的乙醇自上而下消毒耳廓，找准穴位后，将王不留行籽耳穴贴贴紧并稍加压力，手法由轻到重，使耳朵感到发热、发胀、放射感为宜，每日至少3次，一松一紧按摩3～5分钟，每2～3天换一次，每次取一侧耳穴，左右交替。

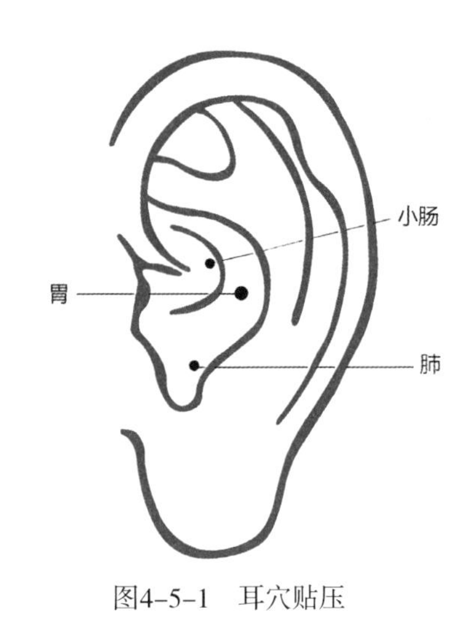

图4–5–1　耳穴贴压

耳穴针刺

【取穴】脾、胃、神门、皮质下（图4–5–2）。

【操作】找准穴位，然后将局部进行常规消毒，进针的时候左手固定耳廓，右手以半寸毫针垂直地刺入软骨，刺激的强度与手法要视个人的具体情况来定，针刺的深度要根据个人耳廓厚薄来灵活掌握。一般情况下，刺入皮肤2～3分即可，不能刺穿对侧的皮肤。留针1～2小时，期间间断地捻针以增强刺激。在起针的时候左手要托住耳背，而右手起针，并用消毒棉球来压迫针眼以避免出血，并要用碘酒再次涂擦1次。每日针治1次，7次为一疗程。

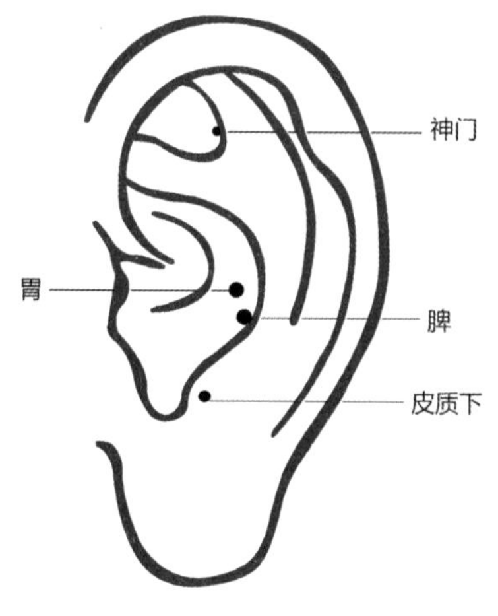

图4-5-2　耳穴针刺

小贴士

（1）小儿推拿：捏脊治疗，患儿俯卧，施术者右手半握拳，伸入患儿背部，以食指、拇指提捏其脊柱皮肤肌肉，以脊柱为中心轴，从大椎到尾骶椎来回10次，使局部皮肤潮红。然后用食指、中指腹面分别旋转揉按脾俞8分钟和肝俞5分钟。每日1次，上午为宜，3日为一疗程。间歇1日后再进行下一个疗程。

（2）合理喂养，养成良好的饮食习惯，营造良好的用餐情绪。

（3）积极治疗引起厌食症的根源：如因为某个疾病引起的厌食，原发病治愈后，食欲自然会增加。

第六节　蛔虫症

蛔虫成虫寄生于人体小肠，可引起蛔虫病，幼虫能在人体内移行引起内脏移行症。儿童由于食入感染期虫卵而被感染，轻者多无明显症状，常可影响孩子的食欲和肠道的消化、吸收功能，妨碍孩子的生长发育，异位寄生虫可导致胆道蛔虫症、肠梗阻等严重并发症，严重者可危及生命。

中医学古籍中称蛔虫为“长虫”、“食虫”、“大虫”、“消谷虫”等。

耳穴贴压

【取穴】太阳、交感、皮质下（图4-6-1）。

【操作】采用75%的乙醇自上而下消毒耳廓，找准穴位后，将王不留行籽耳穴贴贴紧并稍加压力，手法由轻到重，使耳朵感到发热、发胀、放射感为宜，每日至少3次，一松一紧按摩3～5分钟，每2～3天换一次，每次取一侧耳穴，左右交替。

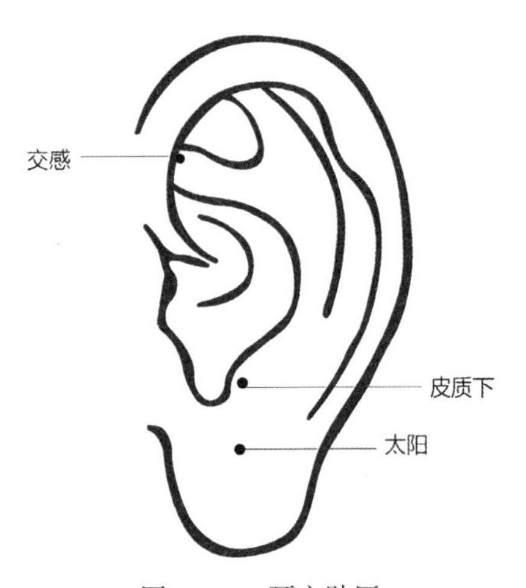

图4-6-1　耳穴贴压

耳穴针刺

【取穴】胰腺、神门、皮质下（图4-6-2）。

【操作】找准穴位，然后将局部进行常规消毒，进针的时候左手固定耳廓，右手以半寸毫针垂直地刺入软骨，刺激的强度与手法要视个人的具体情况来定，针刺的深度要根据个人耳廓厚薄来灵活掌握。一般情况下，刺入

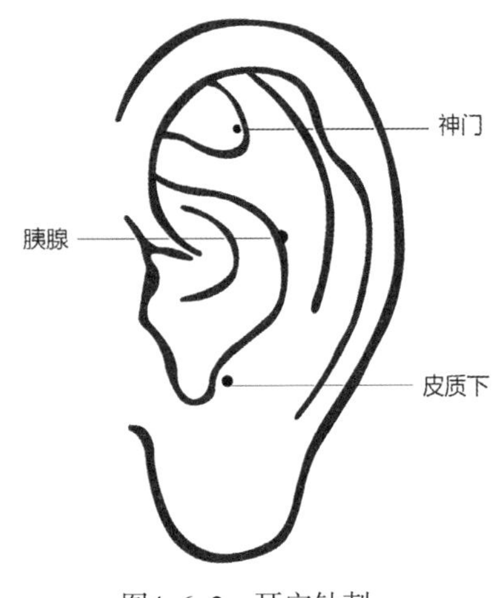

图4-6-2　耳穴针刺

皮肤2～3分即可，不能刺穿对侧的皮肤。留针1～2小时，期间间断地捻针以增强刺激。在起针的时候左手要托住耳背，而右手起针，并用消毒棉球来压迫针眼以避免出血，并要用碘酒再次涂擦1次。每日针治1次，7次为一疗程。

耳穴埋针

【取穴】肝、十二指肠、大肠、交感、神门、皮质下（图4-6-3）。

【操作】常规消毒耳穴，用消毒镊子将颗粒式皮内针刺入上述各穴，用医用胶布固定针尾。将针保留3天，左右耳交替，治疗6天休息1天。

注意：下针肝时，针尖向胰胆，其余如常规。

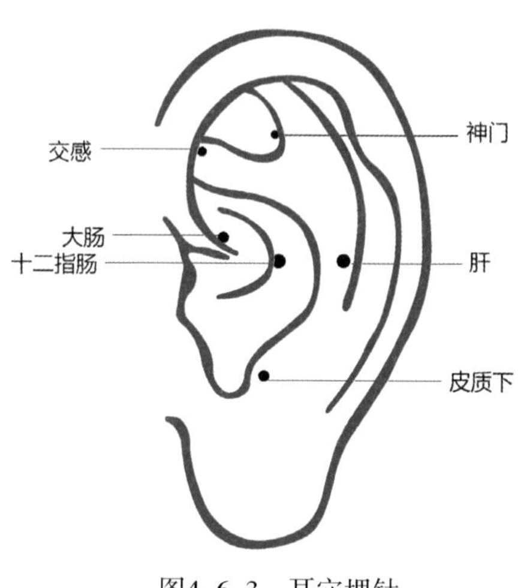

图4-6-3 耳穴埋针

小贴士

蛔虫病的十种征象

（1）不明原因的经常性肚脐周围疼痛。

（2）大便不正常，有时干燥，有时腹泻。

（3）脸上有指头样的圆形白色皮癣块。

（4）多食，易饥，爱吃零食，虽然吃得多，却不长肉，发育不良。

（5）时有气喘、发热，但又找不到其他原因。

（6）皮肤上常起不明原因的“风疙瘩”。

（7）眼白区有三角、圆形或半月形的蓝色斑点。

（8）夜间睡眠容易惊醒，时有磨牙、流口水现象。

（9）经常厌食、偏食，甚至爱吃一些稀奇古怪的东西，如泥土、纸张、布头等。

（10）舌面上有散在的圆形或边缘整齐的乳头状红色丘疹。

第七节　小儿消化不良

小儿消化不良又称功能性消化不良，是儿科消化门诊常见的就诊原因。常见症状有：上腹痛、腹胀、胃气胀、早饱、嗳气、恶心、呕吐、上腹灼热感等，这些症状持续存在或反复发作，但缺乏特征性，并且极少全部同时出现，多只出现一种或数种。这些症状影响了患儿进食，导致长期营养摄入不足，患儿营养不良发生率较高，生长发育迟缓也可能发生。不少患儿合并有神经症、焦虑症等精神心理症状。

耳穴贴压

【取穴】大肠、小肠、脾、胃、三焦、胰腺、腹（图4-7-1）。

【操作】采用75%的乙醇自上而下消毒耳廓，找准穴位后，将王不留行籽耳穴贴贴紧并稍加压力，手法由轻到重，使耳朵感到发热、发胀、放射感为宜，每日至少3次，一松一紧按摩3~5分钟，每2~3天换一次，每次取一侧耳穴，左右交替。

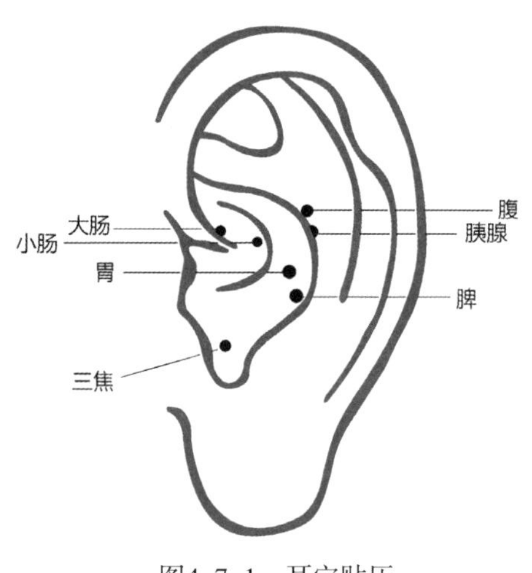

图4-7-1　耳穴贴压

耳穴针刺

【取穴】小肠、胃、胰腺、脾（图4-7-2）。

【操作】找准穴位，然后将局部进行常规消毒，进针的时候左手固定耳廓，右手以半寸毫针垂直地刺入软骨，以刺激的强度与手法要视个人的具体情况来定，针刺的深度要根据个人耳廓厚薄来灵活掌握。一般情况下，刺入皮肤2~3分即可，不能刺穿对侧的皮肤。留针1~2小时，期间间断地捻针以增强刺激。在起针的时候左手要托住耳背，而右手起针，并用消毒棉球来压迫针眼以避免出血，并要用碘酒再次涂擦1次。每日针治1次，7次为一疗程。

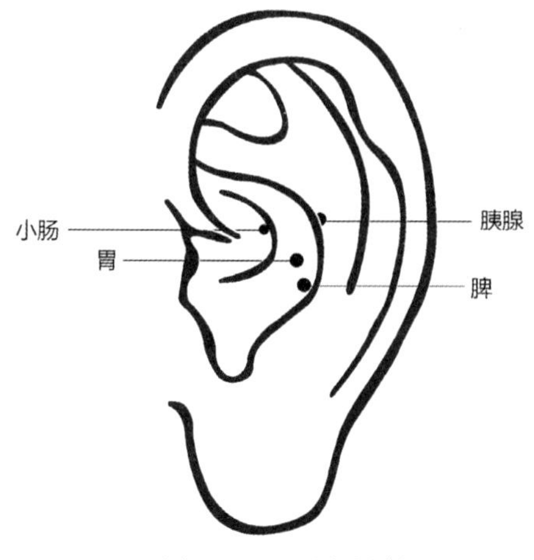

图4-7-2　耳穴针刺

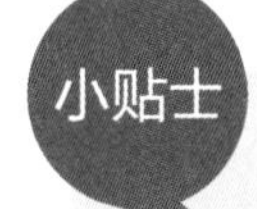

（1）小儿消化不良大多数正确诊断后预后良好。但在疾病诊断过程中需注意除外其他器质性疾病。

（2）调节饮食结构，乳食应当定时定量，多食蔬菜、水果等含纤维食物；养成良好的排便习惯。

（3）保证户外活动时间。

（4）适当的心理治疗对疾病恢复有重要作用，可改善症状。

第八节　小儿腹泻

腹泻是多病因、多因素引起的大便性状改变与大便次数比平时增多的一组疾病，是儿童时期发病率最高的疾病之一。我国5岁以下儿童腹泻的年发病率为201%，平均每年每个儿童年发病3.5次，其死亡率为0.51%。因此，对小儿腹泻病的防治十分重要。

中医学认为本病属于“泄泻”范畴。

耳穴贴压

【取穴】小肠、神门、内分泌、肝、脾（图4–8–1）。

【操作】采用75%的乙醇自上而下消毒耳廓，找准穴位后，将王不留行籽耳穴贴贴紧并稍加压力，手法由轻到重，使耳朵感到发热、发胀、放射感为宜。每日至少3次，一松一紧按摩3～5分钟，每2～3天换一次，每次取一侧耳穴，左右交替。

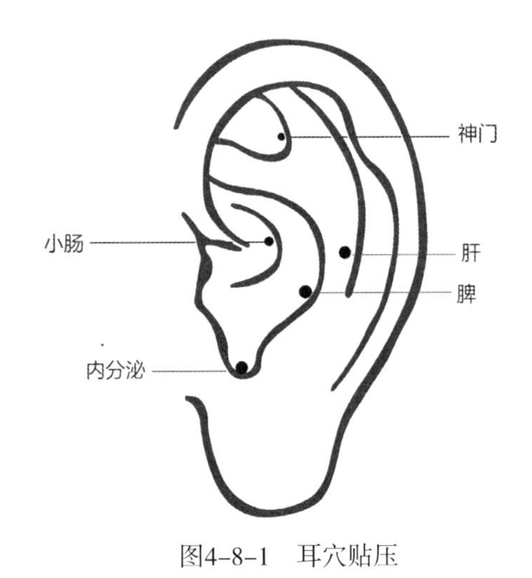

图4–8–1　耳穴贴压

耳穴针刺

【取穴】大肠、小肠、脾、神门、交感（图4–8–2）。

【操作】找准穴位，然后将局部进行常规消毒，进针的时候左手固定耳廓，右手以半寸毫针垂直地刺入软骨，刺激的强度与手法要视个人的具体情况来定，针刺的深度要根据个人耳廓厚薄来灵活掌握。一般情况下，刺入皮肤2～3分即可，不能刺穿对侧的皮肤。留针1～2小时，期间间断地捻针以增强刺激。在起针的时候左手要托住耳背，而右手起针，并用消毒棉球来压迫针眼以避免出血，并要用碘酒再次涂擦1次。每日针治1次，7次为一疗程。

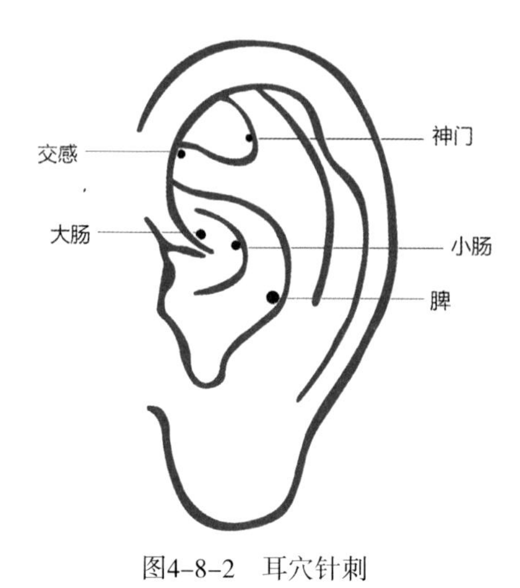

图4-8-2　耳穴针刺

小贴士

（1）腹泻发生后，短期禁食（6～8小时）以减轻胃肠负担，可口服少量5%葡萄糖盐水。

（2）禁食后母乳喂养儿，先哺喂少量温开水后再哺以少量母奶，每次喂奶5～8分钟，间隔5～6小时一次，5～7天后恢复正常哺喂。人工喂养儿：可喂少量米汤，每次100毫升，逐渐采用5%米汤稀释牛奶，按1：1的比例混合哺喂，先每日3～4次，后再酌情增加次数，减少米汤量，增加奶量，直至正常。

（3）不宜过多或过早喂给米糊或粥食等食品，以免发生碳水化合物消化不良及影响小儿生长发育，初出生至3个月内婴儿母乳不足，可喝牛奶或豆浆补充，无论用牛乳或代乳品均需要适当稀释，以利于消化和吸收。

第九节　小儿遗尿

小儿遗尿，俗称“尿床”，系指儿童3周岁后仍不自主地排尿而尿湿了裤子或床铺，但无明显的器质性病因。根据遗尿发生的时间可分为夜间遗尿和白日遗尿。当遗尿发生在睡眠中（包括夜间睡眠和午睡），但白天能控制排尿，而且膀胱功能正常，则称为单一症状的夜间遗尿；而当小儿白天清醒时有遗尿，但无神经系统的病变诸如脊柱裂、脊柱损伤等，则称为白日遗尿。

遗尿是由多种原因所致的一个症状，其发生的因素包括遗传、心理和社会因素、睡眠状况、膀胱功能性容量等。绝大多数小儿遗尿是功能性的，器质性病变的仅有少数。

中医学称本病“遗尿”，主要是因为先天肾气虚，膀胱不固；或者心、肝、胆火旺。

耳穴贴压

【取穴】肾、膀胱、皮质下、肝（图4-9-1）。

【操作】采用75%的乙醇自上而下消毒耳廓，找准穴位后，将王不留行籽耳穴贴贴紧并稍加压力，手法由轻到重，使耳朵感到发热、发胀、放射感为宜，每日分早、中、午、晚至少4次，一松一紧按摩3～5分钟，每5天换一次，每次取一侧耳穴，左右交替，坚持4～6次。

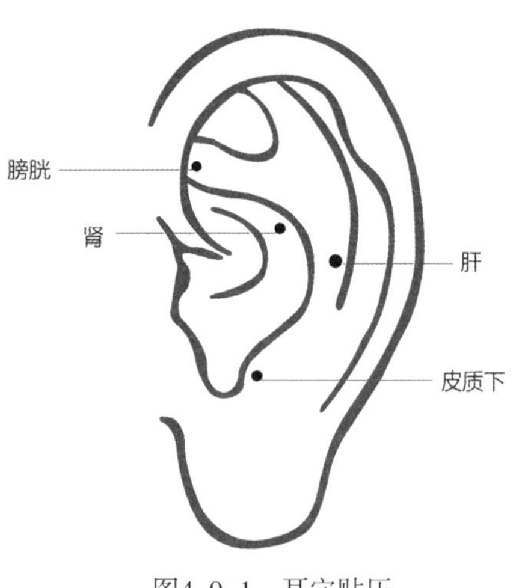

图4-9-1　耳穴贴压

耳穴针刺

【取穴】肾、膀胱、尿道（图4-9-2）。

【操作】找准穴位，然后将局部进行常规消毒，进针的时候左手固定耳廓，右手以半寸毫针垂直地刺入软骨，刺激的强度与手法要视个人的具体情况来定，针刺的深度要根据个人耳廓厚薄来灵活掌握。一般情况下，刺入皮肤2～3分即可，不能刺穿对侧的皮肤。留针1～2小时，期间间断地捻针以增强刺激。在起针的时候左手要托住耳背，而右手起针，并用消毒棉球来压迫针眼以避免出血，并要用碘酒再次涂擦1次。每日针治1次，7次为一疗程。每日1次，5次为一疗程。

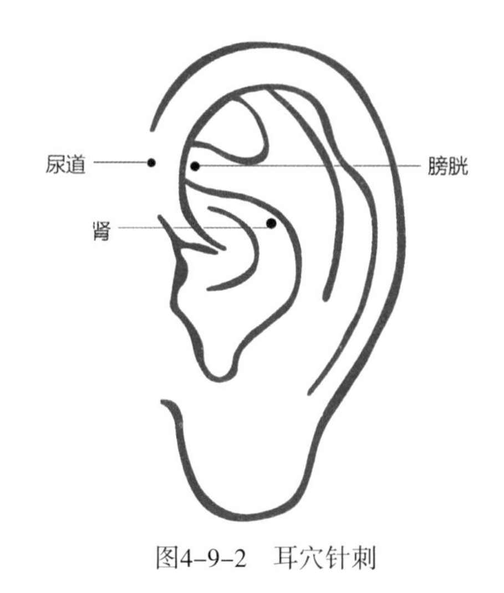

图4–9–2　耳穴针刺

耳穴按摩

【取穴】肾、膀胱、皮质下（图4–9–3）。

【操作】先点按以上穴位，再搓热双掌，五指并拢，指尖向后紧压双耳，向耳后推摩，然后反方向向前拉摩耳背，至手指离开耳轮，每一推一拉为1次，往返按摩全耳至全耳发热，按摩20～30次。

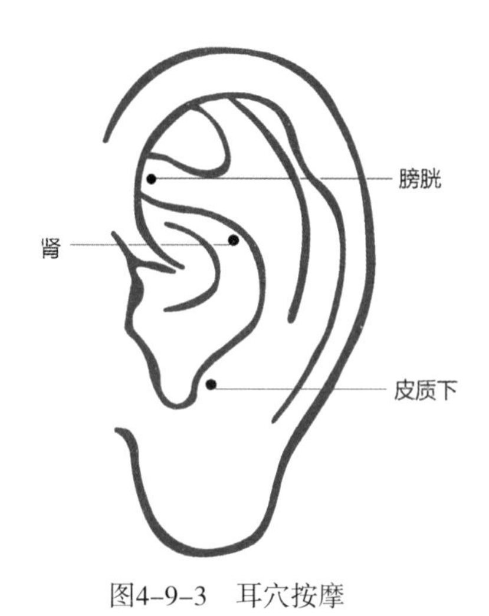

图4–9–3　耳穴按摩

（1）绝大多数小儿遗尿是功能性的，器质性病变的仅有少数。首先理化检查排除器质性病变。

（2）要注意的是，遗尿症可能导致儿童各种不良的行为如自尊心低下、情绪问题、学习问题等。正是由于这些问题，因此遗尿症既不能忽视，也不能带有责备的处理，应从小为儿童建立良好的作息制度和卫生习惯，掌握夜间排尿规律，定时唤醒或使用闹钟，使儿童逐渐形成时间性的条件反射，并培养儿童生活自理能力。此外，应提供良好的生活环境，避免不良的环境刺激所造成的遗尿。

（3）先天肾气不足遗尿小儿可用海螵蛸（乌贼骨）1个、黑豆50g，煮粥后去海螵蛸食用。

第十节　多动症

儿童多动症，是一种常见的儿童行为异常问题，又称脑功能轻微失调或轻微脑功能障碍综合征或注意缺陷障碍。这类患儿的智能正常或基本正常，但学习、行为及情绪方面有缺陷，表现为注意力不易集中，注意短暂，活动过多，情绪易冲动以致影响学习成绩，在家庭及学校均难与人相处，日常生活中使家长和老师感到困难。有人把这种失调比喻为一个交响乐失去协调性及和谐性，国外资料报道患病率约为5%～10%。国内也认为学龄儿童发病者相当多，约占全体小学生1%～10%，男孩远较女孩多。早产儿童患此病较多。

中医学认为本病属于“郁证”、“脏躁”范畴。

耳穴贴压

【取穴】心、肝、肾、脑干、皮质下（图4-10-1）。

【操作】采用75%的乙醇自上而下消毒耳廓，找准穴位后，将王不留行籽耳穴贴贴紧并稍加压力，手法由轻到重，使耳朵感到发热、发胀、放射感为宜。每日至少3次，一松一紧按摩3～5分钟，每2～3天换一次，每次取一侧耳穴，左右交替。

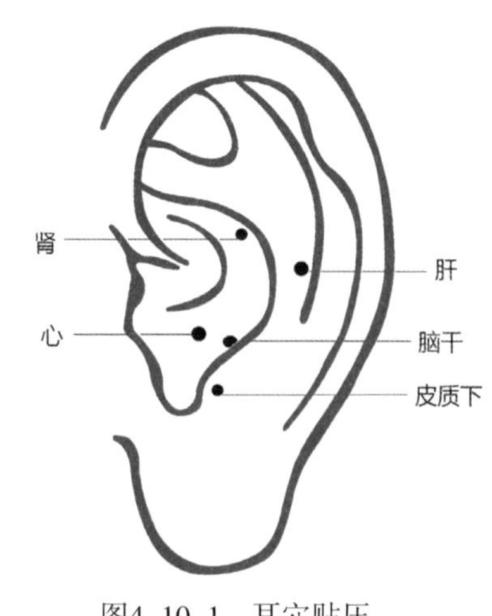

图4-10-1　耳穴贴压

耳穴按压

【取穴】脾、心、肝、脑干、皮质下、神门（图4-10-2）。

【操作】先以75%乙醇棉球擦耳廓皮肤，再用干棉球擦净。按压上述耳穴廓发热潮红。按压时注意将拇、食二指分置耳廓内外侧，寻得敏感点后，即采用一压一放式按压法，反复对压，每穴持续半分钟左右。按压的强度当根据自我的感受，不可太过用力。每天自行按压2～3次，5次为一疗程，中间休息1周。一般两耳轮换按压。

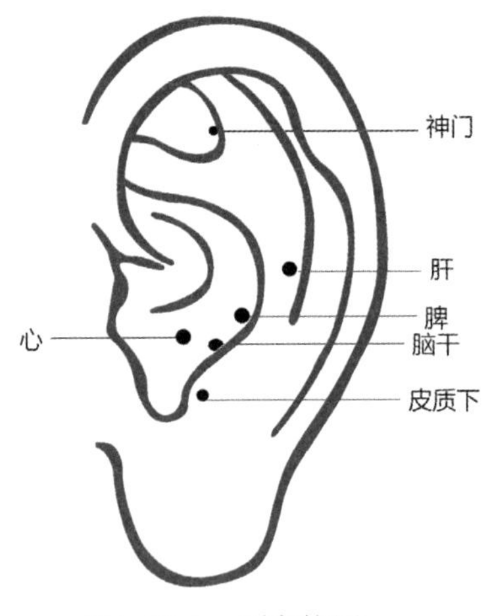

图4-10-2　耳穴按压

小贴士

多动症儿童长大后，近一半儿童的多动现象会消失，但半数以上多动症儿童的一些症状，如注意力不集中，冲动、任性；青年时可表现为学业荒废、社会适应不良、情感幼稚、互相斗殴；成年时出现焦虑、自尊性差、人格障碍，人际关系紧张，缺乏成就，社会经济状况不良，故必须进行治疗，绝对不能掉以轻心。

第五章 骨伤科疾病

第一节 颈椎病

颈椎病又称颈椎综合征，是颈椎骨关节炎、增生性颈椎炎、颈神经根综合征、颈椎间盘脱出症的总称，是一种以退行性病理改变为基础的疾患，主要由于颈椎长期劳损、骨质增生，或椎间盘脱出，韧带增厚，致使颈椎脊髓、神经根或椎动脉受压，出现一系列功能障碍的临床综合征。

临床主要表现为颈肩痛、头晕头痛、上肢麻木、肌肉萎缩、严重者双下肢痉挛、行走困难，甚至四肢麻痹，大小便障碍，出现瘫痪。多发在中老年人，男性发病率高于女性。

耳穴贴压

【取穴】肝、肾、脑点、颈椎（图5-1-1）。

【操作】采用75%的乙醇自上而下消毒耳廓，找准穴位后，将王不留行籽耳穴贴贴紧并稍加压力，手法由轻到重，使耳朵感到发热、发胀、放射感为宜。每天按压10次，5天更换1次，10天为一疗程。一般连贴10次左右即可显效。

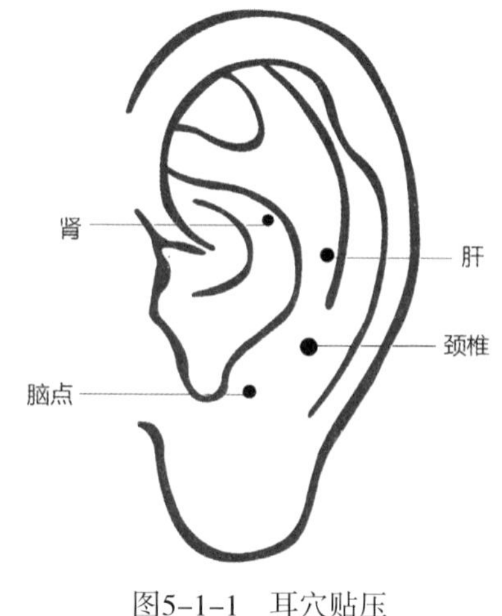

图5-1-1 耳穴贴压

耳穴针刺

【取穴】颈、颈椎、肝、肾、交感、神门（图5-1-2）。

【操作】每次取一侧耳穴，两耳交替使用。找准穴位，然后将局部进行常规消毒，进针的时候左手固定耳廓，右手以半寸毫针垂直地刺入软骨。虚证用轻刺激，行补法；实证用强刺激，行泻法。留针15～30分钟，期间间断地捻针以增强刺激。在起针的时候左手要托住耳背，而右手起针，并用消毒棉球来压迫针眼以避免出血，并要用碘酒再次涂擦1次。隔日针治1次，10次为1个疗程。

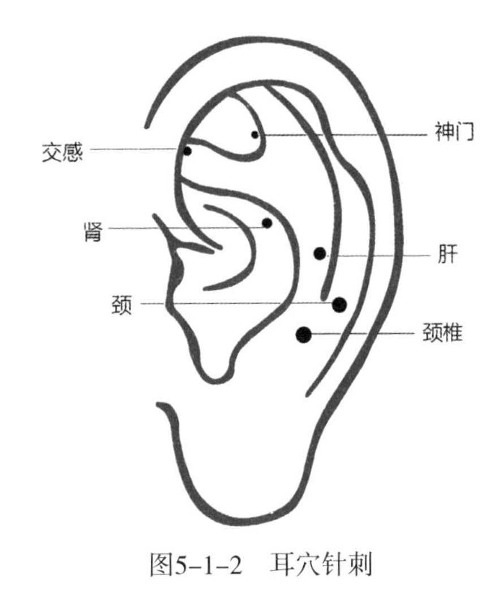

图5-1-2　耳穴针刺

小贴士

颈椎病的预防

（1）加强颈肩部肌肉的锻炼，在工作空闲时，做头及双上肢的前屈、后伸及旋转运动，既可缓解疲劳，又能使肌肉发达，韧度增强，从而有利于颈段脊柱的稳定性，增强颈肩顺应颈部突然变化的能力。

（2）纠正不良姿势和习惯，避免高枕睡眠，不要偏头耸肩，谈话、看书时要正面注视。要保持脊柱的正直。

（3）注意颈肩部保暖，避免头颈负重物，避免过度疲劳，坐车时不要打瞌睡。

（4）及早彻底治疗颈肩、背软组织劳损，防止其发展为颈椎病。

（5）劳动或走路时要避免挫伤，避免急刹车时头颈受伤，避免跌倒。

第二节　落枕

落枕或称“失枕”，是一种常见病，好发于青壮年，以冬春季多见。落枕的常见发病经过是入睡前并无任何症状，晨起后却感到项背部明显酸痛，颈部活动受限。主要与睡枕及睡眠姿势有密切关系。

临床主要表现为晨起突感颈后部，上背部疼痛不适，以一侧为多，或有两侧俱痛者，或一侧重，一侧轻。多数患者可回想到昨夜睡眠位置欠佳，检查时颈部肌肉有触痛，浅层肌肉有痉挛、僵硬，摸起来有“条索感”。由于疼痛，使颈项活动欠利，不能自由旋转，严重者俯仰也有困难，甚至头部强直于异常位置，使头偏向病侧。

本病属中医学“痹证”等范畴。

耳穴埋针

【取穴】颈、枕（图5-2-1）。

【操作】选准穴位，常规消毒，左手固定耳廓，绷紧穴区，右手用小摄子夹住消过毒好的揿针，一般刺入穴内2/3，胶布固定后留针72小时。以食指尖按压上述耳穴5～10分钟，或以食指端按摩上述耳穴。

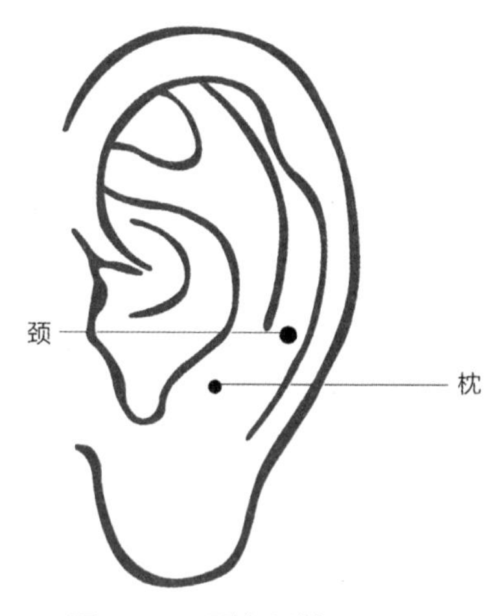

图5-2-1　耳穴埋针

耳穴按压

【取穴】颈、神门（图5-2-2）。

【操作】取绿豆1～2粒，置于以市售活血止痛膏或伤湿止痛膏剪成的1厘米×1厘米的方块中，粘贴于所选耳穴，将边缘压紧。之后，按压该耳穴0.5～1分钟，手法由轻到重，至有热胀及疼感为佳，活动颈部2～3分钟。每日自行按压3次，贴至痊愈后去掉。

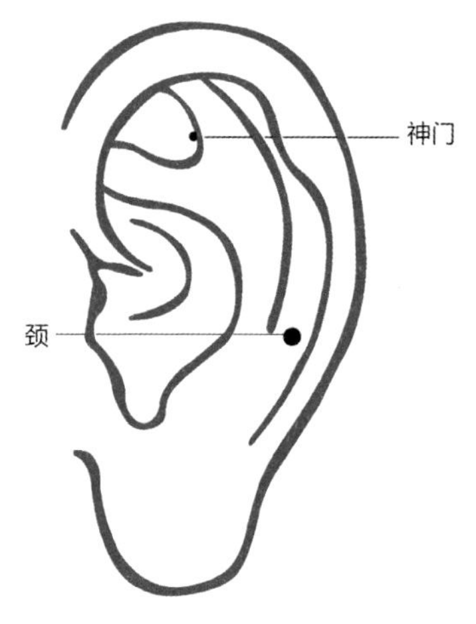

图5-2-2　耳穴按压

小贴士

（1）落枕起病较快，病程也很短，1周以内多能痊愈。及时治疗可缩短病程，不予治疗者也可自愈，但复发机会较多。

（2）落枕症状缓解后可行颈部功能锻炼，以增强颈部力量，减少复发机会。方法如下：两脚开立，与肩同宽，双手叉腰。分别作抬头望月，低头看地、头颈向或后转，眼看右方、头颈向左后转，眼看左后方、头颈向左侧弯、头颈向左后转，眼看左后方、头颈向左侧弯、头颈向右侧弯、头颈前伸并侧转向左前下方、头颈前伸并侧转向左前下方、头颈转向右后方上方、头颈转向左后止方、头颈各左右各环绕1周。

（3）以上动作宜缓慢，并尽力做到所能达到的范围。

第三节　肩周炎

肩周炎，全称肩关节周围炎，俗称凝肩、漏肩风或冻结肩。起病多因肩关节周围组织，如肌腱、滑囊等受冷冻、外伤、感染所致。不少患者是由风湿病引起的。该病多见于50岁左右的中年人，青年与老年人也有发生。疼痛特点是胳膊一动就痛，不动不痛或稍痛，梳头、穿衣、提物、举高都有困难。

临床主要表现为颈肩持续疼痛，患侧上肢抬高、旋转、前后摆动受限，遇风遇冷感觉有沉重隐痛。发作严重时可疼痛难忍，彻夜不眠。

本病属中医学“痹证”、“伤筋”等范畴。

耳穴贴压

【取穴】肾、肝、神门、内分泌（图5-3-1）。

【操作】采用75%的乙醇自上而下消毒耳廓，找准穴位后，将王不留行籽耳穴贴贴紧并稍加压力，手法由轻到重，使耳朵感到发热、发胀、放射感为宜。每天按压2～3次，每次持续5分钟左右，3～7天更换一次，5次为一疗程。

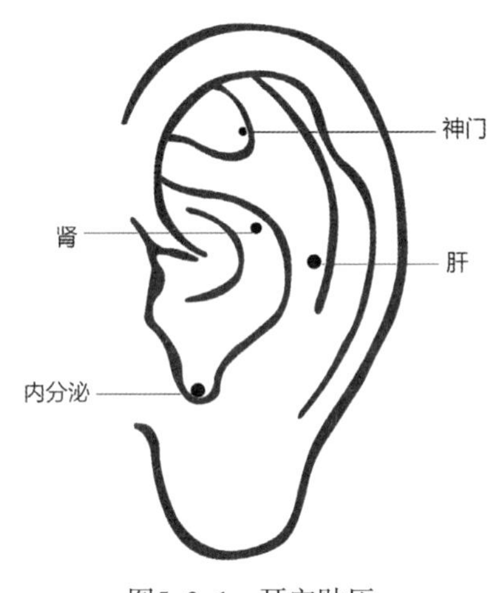

图5-3-1　耳穴贴压

耳穴针刺

【取穴】肾、肾上腺、肝、肩、神门（图5-3-2）。

【操作】每次取一侧耳穴，两耳交替使用。找准穴位，然后将局部进行常规消毒，进针的时候左手固定耳廓，右手以半寸毫针垂直地刺入软骨。用强刺激行泻法（其中肾穴用补法）。留针1小时，期间间断地捻针以增强刺激。在起针的时候左手要托住耳背，而右手起针，并用消毒棉球来压迫针眼以避免出血，并要用碘酒再次涂擦1次。隔日针治1次，10次为1个疗程。

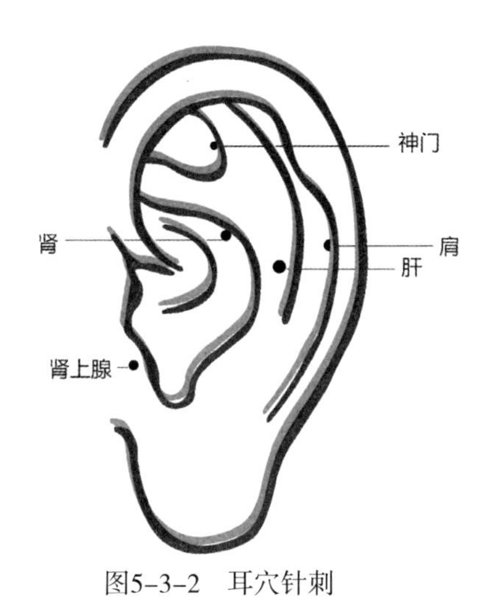

图5-3-2　耳穴针刺

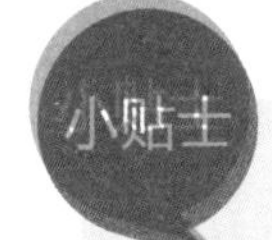

肩周炎的预防

（1）注意防寒保暖　在日常生活中注意防寒保暖，特别是避免肩部受凉，对于预防肩周炎十分重要。

（2）加强功能锻炼　可经常打太极拳、太极剑、门球，或在家里进行双臂悬吊，使用拉力器、哑铃以及双手摆动等运动，但要注意运动量，以免造成肩关节及其周围软组织的损伤。

（3）纠正不良姿势　对于经常伏案、双肩经常处于外展工作的人，应注意调整姿势，避免长期的不良姿势造成慢性劳损和积累性损伤。

（4）注意相关疾病　注意容易引起继发性肩周炎的相关疾病，如颈椎病、肩部和上肢损伤、胸部外科手术以及神经系统疾病，患有上述疾病的人要密切观察是否产生肩部疼痛症状，肩关节活动范围是否减小，并应开展肩关节的主动运动和被动运动，以保持肩关节的活动度。

（5）对健侧肩积极预防　对已发生肩周炎的患者，除积极治疗患侧外，还应对健侧肩采取有针对性的预防措施。

第四节　网球肘

肱骨外上髁炎在临床上十分多见，为骨科门诊就诊率最高的常见病之一。打网球者经常反手挥拍击球，若不得法常引发本病，因此俗称为网球肘。

临床主要表现为肘关节外髁处局限性疼痛，并向前臂放射，尤其是在内旋时。患者常主诉持物无力，偶尔可因剧痛而使持物失落。静息后再活动或遇寒冷时疼痛加重。

耳穴贴压

【取穴】肘、指、肝、肾上腺（图5-4-1）。

【操作】采用75%的乙醇自上而下消毒耳廓，找准穴位后，将王不留行籽耳穴贴贴紧并稍加压力，手法由轻到重，使耳朵感到发热、发胀、放射感为宜。两侧耳穴同时贴压，每天早、中、晚定时按压一次，每次持续4分钟左右，3天更换一次，5天为一疗程。

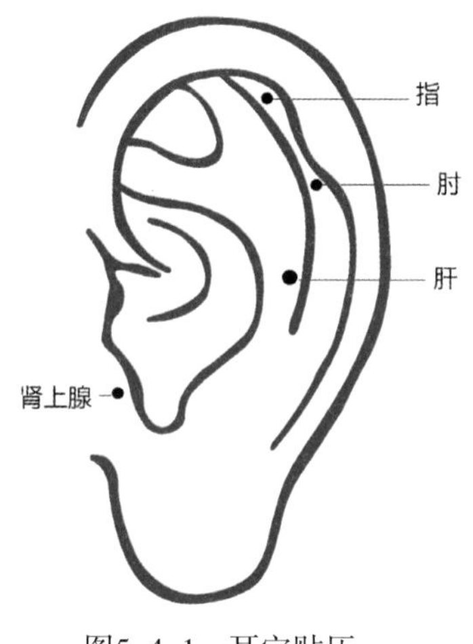

图5-4-1　耳穴贴压

小贴士

（1）网球肘预防　劳作前，进行功能锻炼准备，每天主动进行握拳、屈肘、旋前、用力伸直出拳等锻炼。劳作中不要经常冲冷水。避免外伤。

（2）饮食宜忌　多吃含有微量元素的食物及新鲜的蔬菜和水果；少食油腻、煎炸食物；忌烟、酒及辛辣刺激性食物；茶应少喝，茶中鞣质含量高，能影响钙、铁及蛋白吸收。

第五节　急性腰扭伤

急性腰背部扭伤在民间俗称“闪腰”，在临床上较为多见，尤其是在体力劳动者；偶然参加运动或劳动而事先又未做体力活动准备者发生尤多，此种情况多见于常年坐办公室者。急性腰背部扭伤患者男性较女性多见，年龄以青壮年为多，年幼及年老患者均较少。

临床主要表现为腰部一侧或两侧剧烈疼痛，活动受限，不能翻身、坐立和行走，常保持一定强迫姿势以减少疼痛；损伤部位有压痛点，在棘突两旁骶棘肌处、两侧腰椎横突处或髂脊后有压痛处，多为肌肉或筋膜损伤，一般无下肢放射痛，部分患者有下肢牵涉性痛。

本病属中医学“伤筋”范畴。

耳穴贴压

【取穴】腰痛穴（图5-5-1）。

【操作】采用75%的乙醇自上而下消毒耳廓，找准穴位后，将王不留行籽耳穴贴贴紧并稍加压力，手法由轻到重，使耳朵感到发热、发胀、放射感为宜。均匀按压，同时配合腰部活动，10分钟后腰痛得到缓解，以后每隔30分钟按压一次，直至疼痛消失。

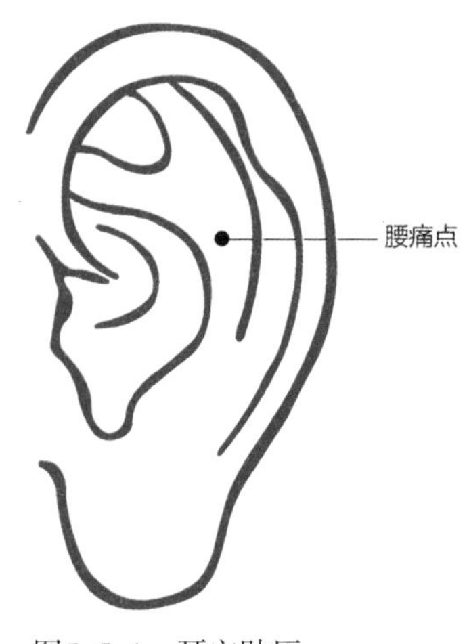

图5-5-1　耳穴贴压

耳穴针刺

【取穴】神门、肾、腰痛点（图5-5-2）。

【操作】两耳同时取穴。找准穴位，然后将局部进行常规消毒，进针的时候左手固定耳廓，右手以半寸毫针垂直地刺入软骨（腰部疼痛相应部位采用45°斜刺法）。强刺激，行泻法。留针15～30分钟，期间间断地捻针以增强刺激。在起针的时候左手要托住耳背，而右手起针，并用消毒棉球来压迫针眼以避免出血，并要用碘酒再次涂擦1次。每日针治1次，中病即止。

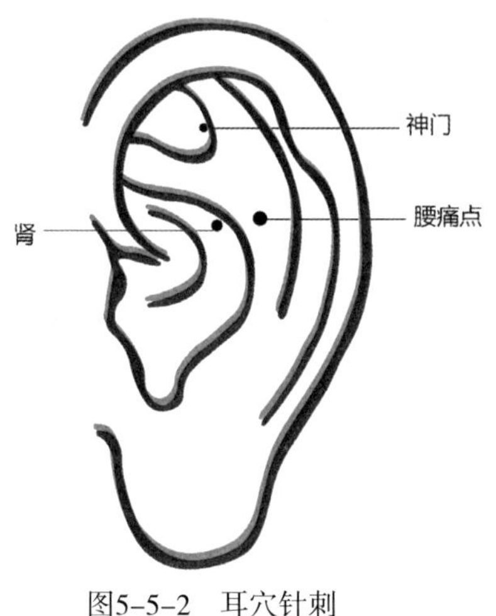

图5-5-2　耳穴针刺

关于本病的护理

（1）卧床休息1～2周，睡觉的话一定要睡在硬的木板床上，不要睡席梦思和沙发，睡硬板床可以减轻疼痛，可以的话再在身体两侧放置两个枕头固定位置，避免晚上睡觉翻身，这个对小孩子是很有必要的。

（2）有规律地做骨盆拉伸，放松痉挛的肌肉；在急性疼痛得到缓解后就可以适当地做腰背肌的恢复锻炼，仰卧起坐什么的就很好，不需要做到标准，适可而止，还有就是不要心急，要一步一步来。

第六节　腰肌劳损

腰肌劳损，又称功能性腰痛、腰臀肌筋膜炎等，实为腰部肌肉及其附着点筋膜或骨膜的慢性损伤性炎症，是腰痛的常见原因之一，中医学属于“痹证”范畴。

临床主要表现为腰或腰骶部胀痛、酸痛，反复发作，疼痛可随气候变化或劳累程度而变化，如日间劳累加重，休息后可减轻，时轻时重，为临床常见病、多发病，发病因素较多。

耳穴贴压

【取穴】神门、腰痛点、腹、腰椎、骶椎、肾上腺、交感（图5–6–1）。

【操作】采用75%的乙醇自上而下消毒耳廓，找准穴位后，将王不留行籽耳穴贴贴紧并稍加压力，手法由轻到重，使耳朵感到发热、发胀、放射感为宜。均匀按压，每天按压4～6次，每穴60下，1周更换两次，两组穴交替使用，2周为一疗程。

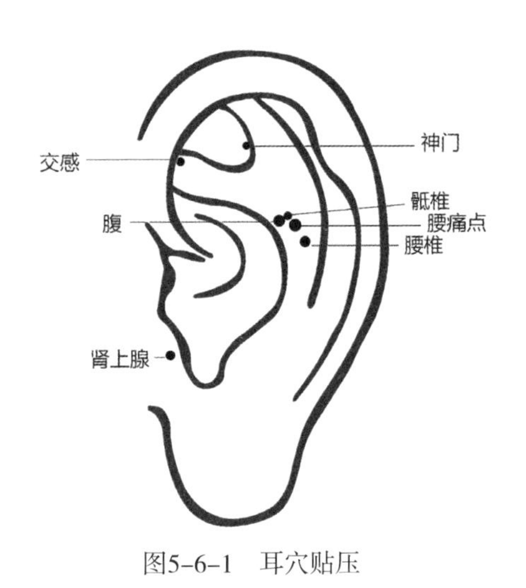

图5–6–1　耳穴贴压

耳穴针刺

【取穴】腰椎、骶椎、神门、皮质下、肝、肾（图5–6–2）。

【操作】每次取一侧耳穴，两耳交替使用。找准穴位，然后将局部进行常规消毒，进针的时候左手固定耳廓，右手以半寸毫针垂直地刺入软骨。平补平泻法，留针30～60分钟，期间间断地捻针以增强刺激。在起针的时候左手要托住耳背，而右手起针，并用消毒棉球来压迫针眼以避免出血，并要用碘酒再次涂擦1次。每日针治1次，5次为1个疗程。

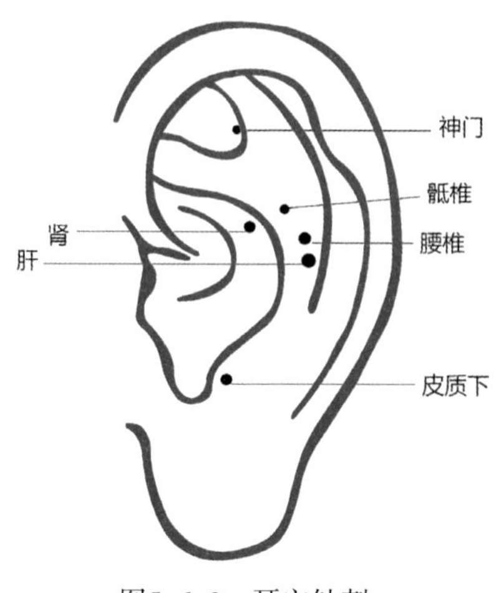

图5-6-2　耳穴针刺

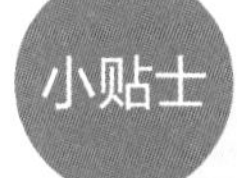

腰肌劳损日常护理

（1）避免寒湿、湿热侵袭　改善阴冷潮湿的生活、工作环境，勿坐卧湿地，勿冒雨涉水，劳作汗出后及时擦拭身体，更换衣服，或饮姜汤水驱散风寒。

（2）注重劳动卫生　腰部用力应适当，不可强力举重，不可负重久行，坐、卧、行走保持正确姿势，若需作腰部用力或弯曲的工作时，进行腰肌劳损的护理应定时做松弛腰部肌肉的体操。

（3）注意避免跌、仆、闪、挫，是腰肌劳损护理的重要方面。

（4）劳逸适度，节制房事，进行腰肌劳损的护理，勿使肾精亏损，肾阳虚败。

（5）体虚者，可适当食用、服用具有补肾的食品和药物。

第七节　坐骨神经痛

坐骨神经痛是指沿坐骨神经分布区域，以臀部、大腿后侧、小腿后外侧、足背外侧为主的放射性疼痛。

临床多见于中老年男子，以单侧较多，起病急骤，首先感到下背部酸痛和腰部僵直感，或者在发病前数周，在走路和运动时，下肢有短暂的疼痛，以后逐步加重而发展为剧烈疼痛，疼痛由腰部、臀部或髋部开始，向下沿大腿后侧、腘窝、小腿外侧和足背扩散，在持续性疼痛的基础上有一阵阵加剧的烧灼样或者针刺样疼痛，夜间更严重。

本病属于中医学“痹证”等范畴。

耳穴贴压

【取穴】坐骨神经、臀、腰椎、骶椎、肾、腰痛点（图5–7–1）。

【操作】采用75%的乙醇自上而下消毒耳廓，找准穴位后，将王不留行籽耳穴贴贴紧并稍加压力，手法由轻到重，使耳朵感到发热、发胀、放射感为宜。每天早、中、晚定时按压，每隔3天换一次压丸，10天为一疗程。

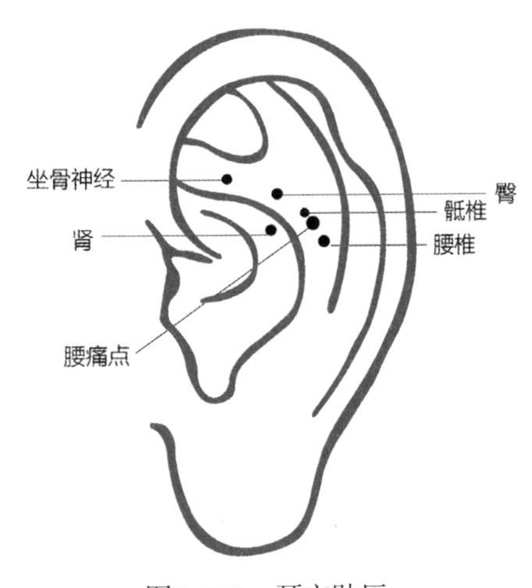

图5–7–1　耳穴贴压

耳穴针刺

【取穴】疼痛相应部位、坐骨神经、臀、肾上腺、脑点（图5–7–2）。

【操作】每次取一侧耳穴，两耳交替使用。找准穴位，然后将局部进行常规消毒，进针的时候左手固定耳廓，右手以半寸毫针垂直地刺入软骨。虚证用轻刺激，行补法；实证用强刺激，行泻法。留针15～30分钟，期间间断地捻针以增强刺激。在起针的时候左手要托住耳背，右手起针，并用消毒棉球来压迫针眼以避免出血，并要用碘酒再次涂擦1次。隔日针治1次，7～10次为1个疗程。

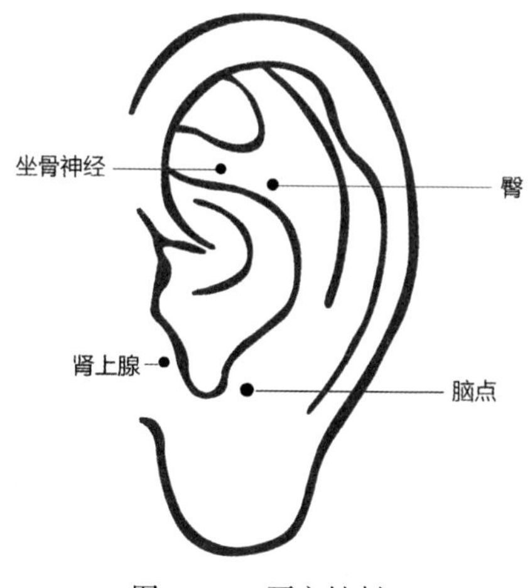

图5-7-2　耳穴针刺

小贴士

（1）许多坐骨神经痛的患者都可清楚地述诉发病是与一次突然的腰部“扭伤”有关，如发生于拎举重物、扛抬重物、长时间的弯腰活动或摔跌后，因此，当需要进行突然的负重动作前，应预先活动腰部，尽量避免腰部“扭伤”，平时多进行强化腰肌肌力的锻炼，并改善潮湿的居住环境，常可降低本病的发病率。

（2）本病患者急性期应及时就医，卧床休息，并密切配合诊治，预后通常是好的。

第八节　膝关节炎

膝关节炎是一种以退行性病理改变为基础的疾患，属于中医学“痹证”范畴。

临床多见于中老年人群，其症状多表现为膝盖红肿痛、上下楼梯痛、坐起立行时膝部酸痛不适等。也会有患者表现肿胀、弹响、积液等，如不及时治疗，则会引起关节畸形、残废。

耳穴贴压

【取穴】膝、膝关节、肾上腺、神门、皮质下（图5-8-1）。

【操作】采用75%的乙醇自上而下消毒耳廓，找准穴位后，将王不留行籽耳穴贴贴紧并稍加压力，手法由轻到重，使耳朵感到发热、发胀、放射感为宜。每天早、中、晚定时按压，每次每穴按压1分钟，每隔3天换一次压丸，休息1天再进行下次贴压，10天为一疗程。

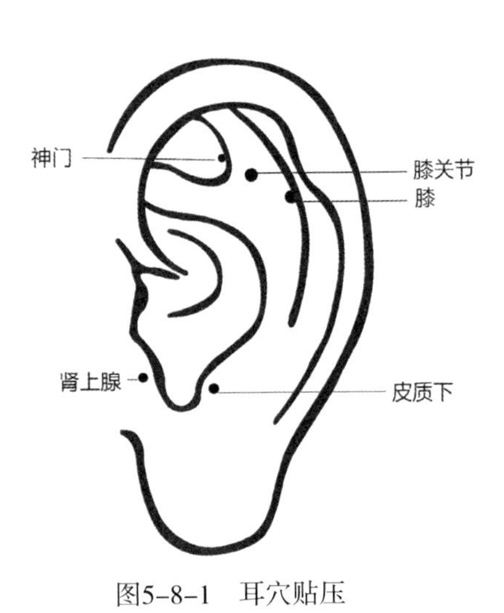

图5-8-1　耳穴贴压

护理与保健

（1）控制自身饮食结构，避免酸性物质摄入过量，加剧酸性体质。多吃富含植物有机活性碱的食品，少吃肉类，多吃蔬菜。

（2）要经常进行户外运动，在阳光下多做运动多出汗，可帮助排除体内多余的酸性物质，从而预防关节炎的发生。

（3）保持良好的心情，不要有过大的心理压力，压力过重会导致酸性物质的沉积，影响代谢的正常进行。适当地调节心情和自身压力可以保持弱碱性体质，从而预防关节炎的发生。

第九节　类风湿关节炎

类风湿关节炎的病因至今并不十分明了，目前大多认为其是人体自身免疫性疾病，亦可视为一种慢性的综合征，表现为外周关节的非特异性炎症。此时患病关节及其周围组织呈现进行性破坏，并致使受损关节发生功能障碍。

本病相当于中医学“痹证”、“历节病”等范畴。

耳穴埋针

【取穴】膝、神门（图5-9-1）。

【操作】选准穴位，常规消毒，左手固定耳廓，绷紧穴区，右手用小摄子夹住消过毒好的揿针，一般刺入穴内2/3，再用胶布固定，3~4天换压一次至治愈。

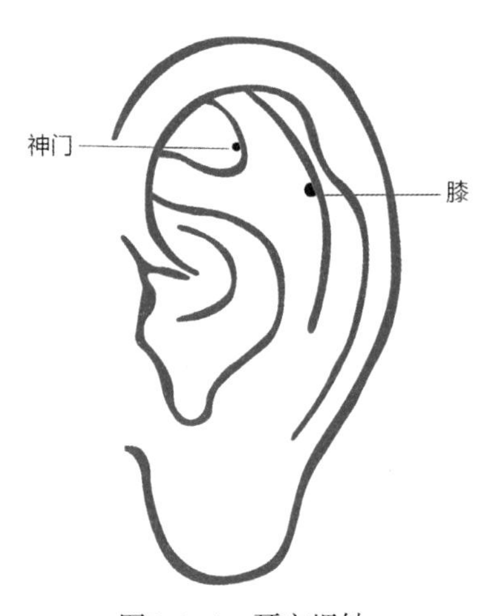

图5-9-1　耳穴埋针

耳穴针刺

【取穴】神门、皮质下、肾上腺、风湿相应部位（图5-9-2）。

【操作】每次取一侧耳穴，两耳交替使用。找准穴位，然后将局部进行常规消毒，进针的时候左手固定耳廓，右手以半寸毫针垂直地刺入软骨。虚证用轻刺激，行补法；实证用强刺激，行泻法。留针15~30分钟，期间间断地捻针以增强刺激。在起针的时候左手要托住耳背，而右手起针，并用消毒棉球来压迫针眼以避免出血，并要用

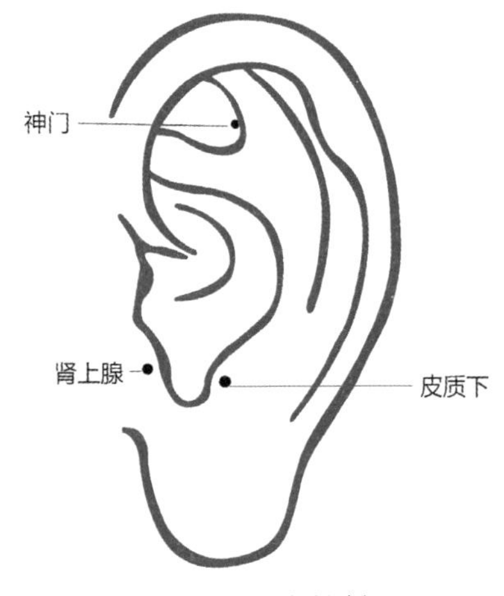

图5-9-2　耳穴针刺

碘酒再次涂擦1次。隔日针治1次，7~10次为1个疗程。

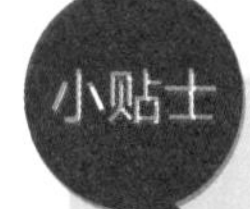

饮食保健

适宜的膳食调补，对本病的治疗有益，具体调补又应结合患者的形质及痹邪的偏盛予以实施。

一般来说，形瘦相火偏旺者，宜食清凉之品如莲子心、百合等；形胖气虚多痰者，宜食薏苡仁、山药、扁豆等；风邪偏盛者，宜食豆豉、荠菜；寒邪偏盛者宜以茴香、桂枝、花椒佐菜；湿邪偏盛者，宜食薏苡仁、赤小豆、炒白扁豆；热邪偏盛者宜食马兰头、通心草煨鸭、青菜、水果等。

第十节　足跟痛

足跟痛是由于足跟的骨质、关节、滑囊、筋膜等处病变引起的疾病。常见的为跖筋膜炎，往往发生在久立或行走工作者，长期、慢性轻伤引起，属于中医学“痹证”范畴。

临床主要表现：轻者走路、久站才出现疼痛，重者足跟肿胀，不能站立和行走，平卧时亦有持续酸胀或刺样、灼热样疼痛，疼痛甚至牵扯及小腿后侧。

耳穴贴压

【取穴】肾、跟、内分泌（图5-10-1）。

【操作】采用75%的乙醇自上而下消毒耳廓，找准穴位后，将王不留行籽耳穴贴贴紧并稍加压力，手法由轻到重，使耳朵感到发热、发胀、放射感为宜。每天按压4~5次，每次持续5分钟，每隔5天换一次压丸，10次为一疗程。

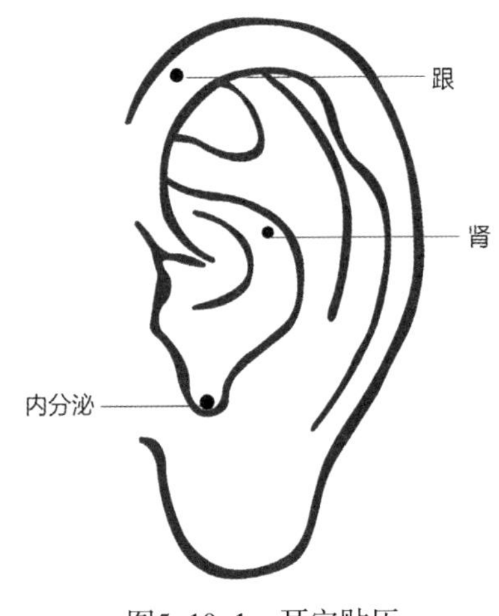

图5-10-1　耳穴贴压

小贴士

日常保健

（1）避免穿着软的薄底布鞋，在足跟部应用厚的软垫保护，也可以应用中空的跟痛垫来空置骨刺部位，以减轻局部摩擦、损伤。

（2）经常做脚底蹬踏动作，加强其抗劳损的能力，减轻局部炎症。

（3）温水泡脚，有条件时辅以理疗，可以减轻局部炎症，缓解疼痛。

（4）如果疼痛剧烈，严重影响行走时，局部封闭治疗是疗效最快的治疗方法。

第六章 皮肤科疾病

第一节 荨麻疹

荨麻疹，在临床医学上较为常见，属于皮肤科过敏性疾病。发病快、易复发、瘙痒感强等是荨麻疹的基本特点，部分患者会出现血管性水肿。

本病属中医学“瘾疹”范畴。

耳穴贴压

【取穴】肺、荨麻疹、神门、内分泌、肾上腺（图6-1-1）。

【操作】采用75%的乙醇自上而下消毒耳廓，找准穴位后，将王不留行籽耳穴贴贴紧并稍加压力，手法由轻到重，使耳朵感到发热、发胀、放射感为宜。每日3～5次，每次2～5分钟，两耳交替贴压，隔日换贴1次，中病即止。

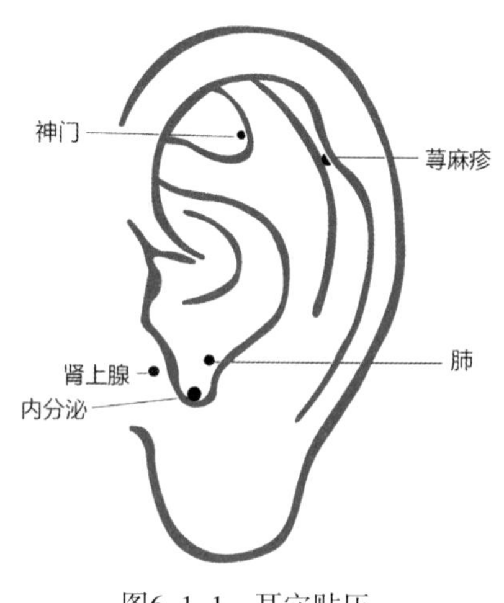

图6-1-1 耳穴贴压

耳穴针刺

【取穴】肺、交感、神门、大肠、肾上腺、内分泌（图6-1-2）。

【操作】找准穴位，然后将局部进行常规消毒，进针的时候左手固定耳廓，右手以半寸毫针垂直地刺入软骨，刺激的强度与手法要视个人的具体情况来定，针刺的深度要根据个人耳廓厚薄来灵活掌握。一般情况下，刺入皮肤2～3分即可，不能刺穿对侧的皮肤。留针时间一般不能少于20～30分钟，期间可以间断地捻针，以增强刺激。在起针的时候左手要托住耳背，而右手起针，并用消毒棉球来压迫针眼以避免出血，并要用碘酒再次涂擦1次。每日1次，中病即止。

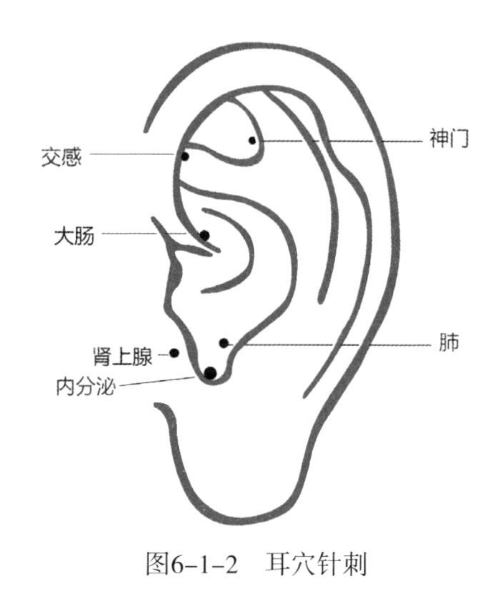

图6-1-2　耳穴针刺

耳穴按压

【取穴】肺、脾、神门、内分泌、肾上腺（图6-1-3）。

【操作】先以75%乙醇棉球擦耳廓皮肤，再用干棉球擦净。按压上述耳穴廓发热潮红。按压时注意将拇、食二指分置耳廓内外侧，寻得敏感点后，即采用一压一放式按压法，反复对压，每穴持续半分钟左右。按压的强度当根据自我的感受，不可太过用力。每天自行按压2～3次，5次为一疗程，中间休息1周。一般两耳轮换按压。

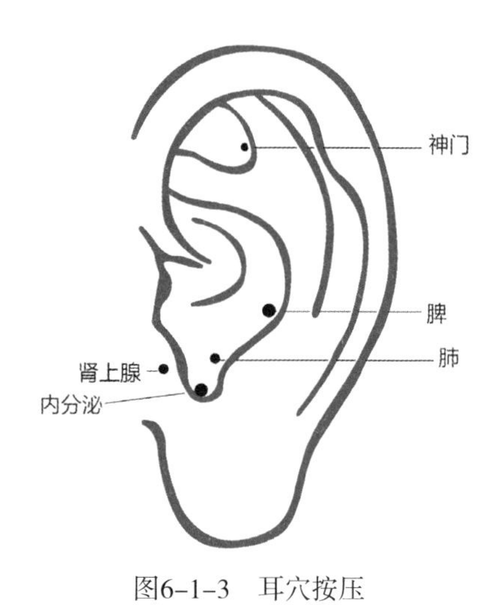

图6-1-3　耳穴按压

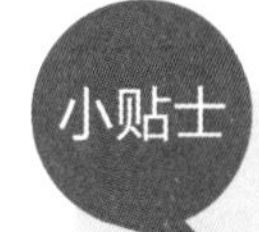

预防与保健

（1）饮食方面　避免食用鱼虾海鲜、牛羊肉、酒类等刺激性食物以及香菜、韭菜、荠菜、苋菜、草莓、番茄、大蒜等。

（2）起居方面　要注意保持室内外环境的卫生清洁，床铺被罩、床单枕巾、枕头要勤洗勤换并要在阳光下暴晒，家中尽量少养猫狗之类宠物，以减少尘螨、表皮螨、皮屑、花粉、真菌的孢子等，这对于吸入性物质过敏的人群非常重要。

（3）运动方面　户外活动出汗后应避免马上冷水洗浴，平素应保持身体凉爽干燥，避免出汗。

（4）其他　积极寻找生活中可能致敏的原因及过敏原，就能有针对性地预防和避免，必要时可脱敏治疗。

第二节　皮肤瘙痒症

皮肤瘙痒症是指患者全身或局部皮肤瘙痒，但没有原发性皮肤损害，或因搔抓、摩擦可见多条抓痕和血痂。

耳穴贴压

【取穴】神门、皮质下、内分泌、肾上腺（图6-2-1）。

【操作】采用75%的乙醇自上而下消毒耳廓，找准穴位后，将王不留行籽耳穴贴贴紧并稍加压力，手法由轻到重，使耳朵感到发热、发胀、放射感为宜。每日3～5次，每次2～5分钟，两耳交替贴压，隔日换贴1次，中病即止。

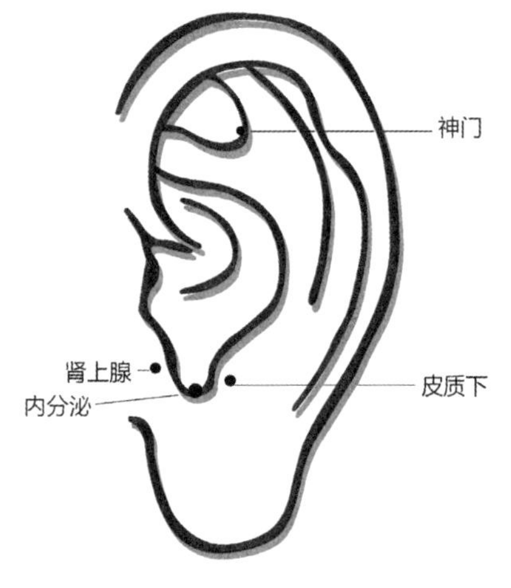

图6-2-1　耳穴贴压

耳穴针刺

【取穴】肺、肝、枕、神门、耳中、耳尖、皮质下（图6-2-2）。

【操作】找准穴位，然后将局部进行常规消毒，进针的时候左手固定耳廓，右手以半寸毫针垂直地刺入软骨，刺激的强度与手法要视个人的具体情况来定，针刺的深度要根据个人耳廓厚薄来灵活掌握。一般情况下，刺入皮肤2～3分即可，不能刺穿对侧的皮肤。留针时间一般不能少于20～30分钟，期间可以间断地捻针，以增强刺

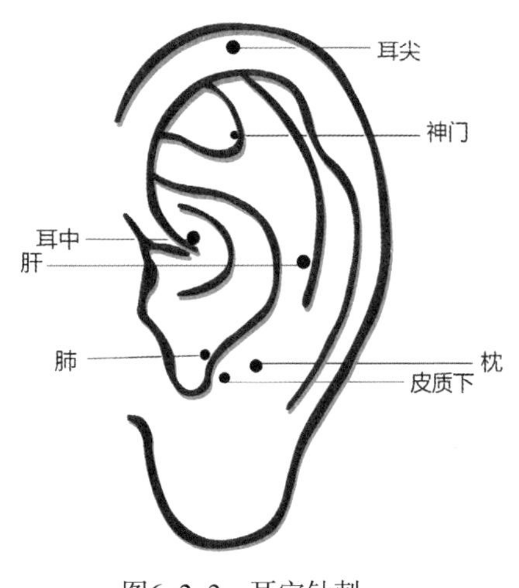

图6-2-2　耳穴针刺

激。在起针的时候左手要托住耳背，而右手起针，并用消毒棉球来压迫针眼以避免出血，并要用碘酒再次涂擦1次。每日1次，中病即止。

预防与保健

（1）避免使用劣质护肤品　冬季皮脂少，劣质化妆品中的不纯香料，会令有的人过敏，甚至使色素增加。

（2）选用纯棉或真丝内衣、内裤　身体与衣服、衣服与衣服间产生的静电，会刺激皮肤，增加瘙痒感。

（3）减少洗浴次数　冬季每周洗1～2次即可，并且要随着环境干燥程度的加重而逐渐减少。洗澡时选用含滋润成分的沐浴露，时间不要过长，水温保持在40℃以下，不要搓澡，以防止人为破坏皮肤角质层完整性，浴后全身涂抹有滋润保湿功能的润肤剂。

（4）多吃些富含维A的食物　如猪肝、禽蛋、鱼肝油等，还可常吃芝麻（麻油）、黄豆、花生等食物。当人体缺乏维生素A时，皮肤会变得干燥，有鳞屑出现，甚至使皮肤出现棘状丘疹。皮肤病患者尽量少吃辣椒、葱、蒜、海带和面食，少喝酒和浓茶。

第三节　脂溢性皮炎

脂溢性皮炎又称脂溢性湿疹，是发生在皮脂腺丰富部位的一种慢性丘疹鳞屑性炎症性皮肤病。本病多见于成人和新生儿，好发于头面、躯干等皮脂腺丰富区。

耳穴贴压

【取穴】肺、脾、颊、外鼻、内分泌、肾上腺（图6–3–1）。

【操作】采用75%的乙醇自上而下消毒耳廓，找准穴位后，将王不留行籽耳穴贴贴紧并稍加压力，手法由轻到重，使耳朵感到发热、发胀、放射感为宜。每日3～5次，每次2～5分钟，两耳交替贴压，隔日换贴1次，中病即止。

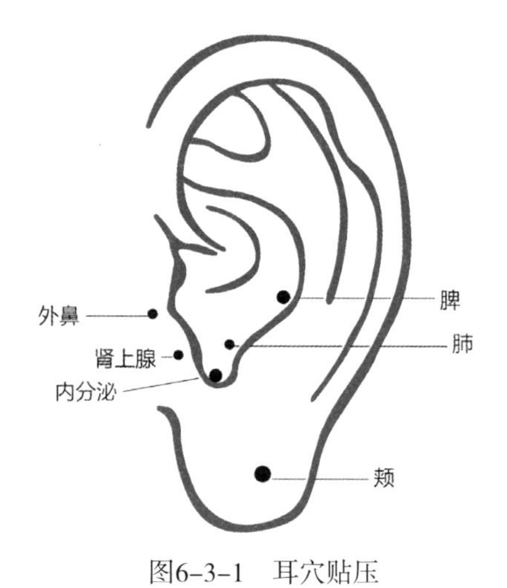

图6–3–1　耳穴贴压

耳穴针刺

【取穴】肺、脾、枕、肾、内分泌、肾上腺（图6–3–2）。

【操作】找准穴位，然后将局部进行常规消毒，进针的时候左手固定耳廓，右手以半寸毫针垂直地刺入软骨，刺激的强度与手法要视个人的具体情况来定，针刺的深度要根据个人耳廓厚薄来灵活掌握。一般情况下，刺入皮肤2～3分即可，不能刺穿对侧的皮

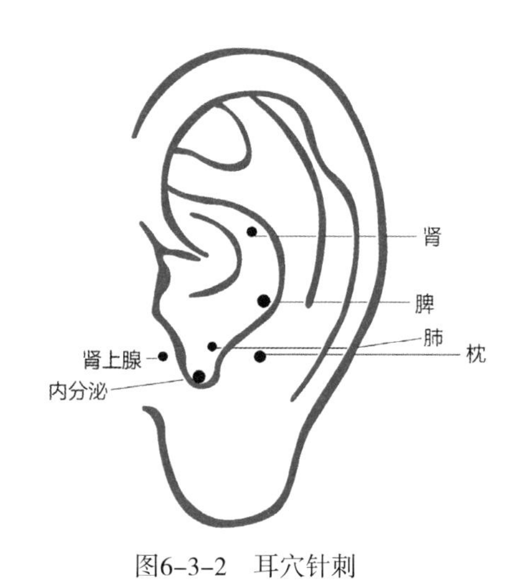

图6–3–2　耳穴针刺

肤。留针时间一般不能少于20～30分钟，期间可以间断地捻针，以增强刺激。在起针的时候左手要托住耳背，而右手起针，并用消毒棉球来压迫针眼以避免出血，并要用碘酒再次涂擦1次。每日1次，中病即止。

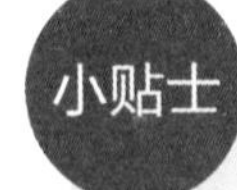

预防与保健

（1）忌热水烫洗　由于毛细血管处于扩张的状态，皮肤会伴有不同程度的红肿的现象。如果使用热水浸泡，会导致情况加重。所以对于这种类型的人群，专家建议要禁止用热水洗澡。

（2）忌肥皂洗　碱性较强的肥皂，会对皮肤产生严重的不良刺激，会加重症状。即便是使用肥皂，建议大家要使用刺激较小的，尽量减少对皮肤造成的刺激。

（3）忌刺激性食物　经常食用辛辣的食物，会加重瘙痒的现象，并且会导致反反复复，所以对于辣椒、生姜、花椒等类的食物都要远离。

（4）忌盲目乱用方法　由于病程比较长表现为慢性，并且复发的几率非常高，所以建议大家一定要有足够的耐心。

第四节　过敏性皮炎

过敏性皮炎是指人的皮肤在受到花粉、粉尘、食物、药物、寄生虫等过敏原刺激时发生的炎症反应。

临床表现主要为皮肤上出现红斑、水肿（略隆起）、米粒大小的红色水肿性丘疹等，有些患者的皮肤可发生湿疹样改变，出现糠秕样鳞屑及瘙痒的症状。

耳穴贴压

【取穴】肺、枕、肝、神门、风溪、大肠、内分泌、肾上腺（图6-4-1）。

【操作】采用75%的乙醇自上而下消毒耳廓，找准穴位后，将王不留行籽耳穴贴贴紧并稍加压力，手法由轻到重，使耳朵感到发热、发胀、放射感为宜。每日3～5次，每次2～5分钟，两耳交替贴压，隔日换贴1次，中病即止。

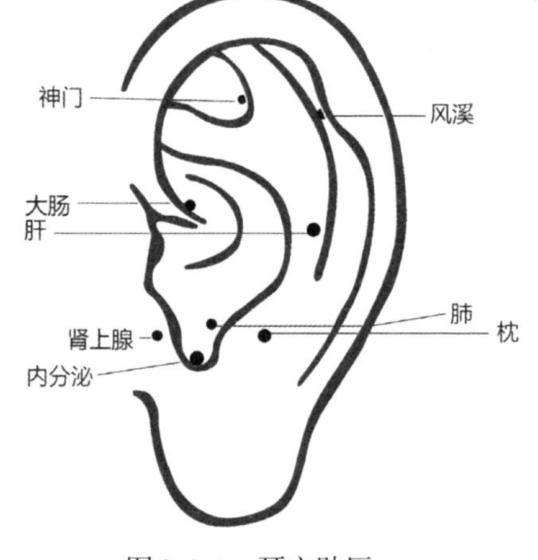

图6-4-1　耳穴贴压

耳穴针刺

【取穴】肺、枕、内分泌、肾上腺、相应部位（图6-4-2）。

【操作】找准穴位，然后将局部进行常规消毒，进针的时候左手固定耳廓，右手以半寸毫针垂直地刺入软骨，刺激的强度与手法要视个人的具体情况来定，针刺的深度要根据个人耳廓厚薄来灵活掌握。一般情况下，刺入皮肤2～3分即可，不能刺穿对侧的皮

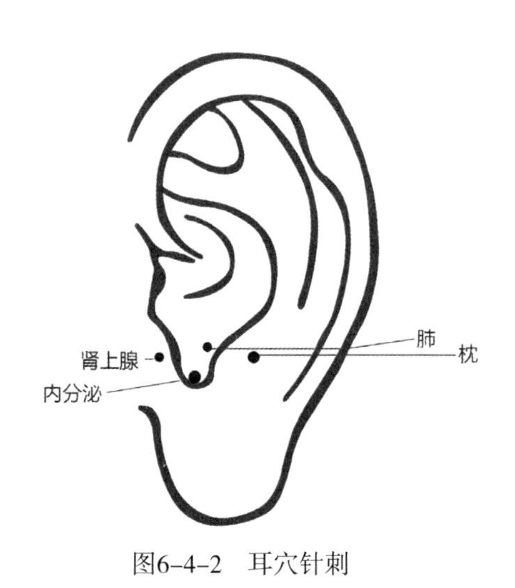

图6-4-2　耳穴针刺

肤。留针时间一般不能少于20～30分钟，期间可以间断地捻针，以增强刺激。在起针的时候左手要托住耳背，而右手起针，并用消毒棉球来压迫针眼以避免出血，并要用碘酒再次涂擦1次。每日1次，中病即止。

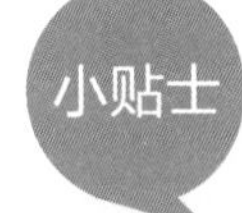

预防与保健

（1）外出时要加强防护，注意遮光、戴口罩，使用温和无刺激的补水保湿护肤品。

（2）尽量避免接触过敏原，减少去过敏原多的地方。想了解自己对哪些过敏原过敏，可以到医院进行过敏原检查。

（3）室内要经常开窗通风，不要养花。加强锻炼身体，提高免疫力。

（4）出现症状及时就医。

第五节　黄褐斑

黄褐斑是一种临床常见的获得性色素沉着性皮肤病，多见于中青年女性。好发于颜面部，表现为大小不一、边缘清楚的黄褐色或深褐色斑片。

中医学称“肝斑”，俗称“蝴蝶斑”。

耳穴贴压

【取穴】肝、脾、肾、神门、子宫、内分泌、皮质下（图6–5–1）。

【操作】采用75%的乙醇自上而下消毒耳廓，找准穴位后，将王不留行籽耳穴贴贴紧并稍加压力，手法由轻到重，使耳朵感到发热、发胀、放射感为宜。每日3～5次，每次2～5分钟，两耳交替贴压，隔日换贴1次，中病即止。

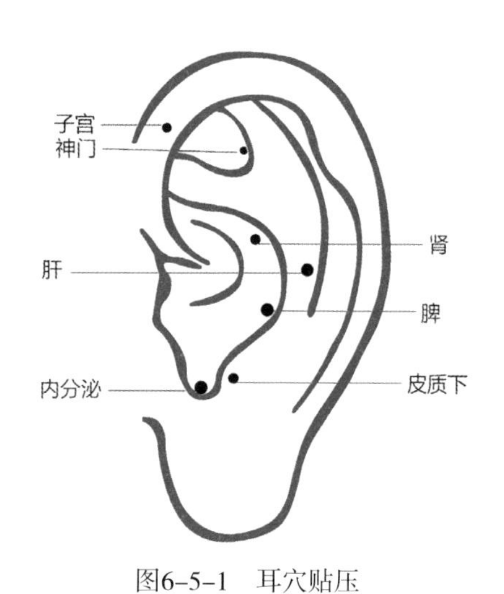

图6–5–1　耳穴贴压

耳穴注射

【取穴】心、肺、肝、肾、三焦、内分泌（图6–5–2）。

【操作】取坐位，体弱或畏针者可取侧卧位。用1毫升注射器抽取甲钴胺注射液1毫升，每次每侧耳甲腔选1个穴位作为进针点。局部消毒后将针尖以15°～45°角快速斜刺入穴位皮肤下，缓慢推入0.5毫升药液，使药液充满整个耳甲腔皮下。相同的方法予另一侧耳穴注入药液。通常内分泌、肺

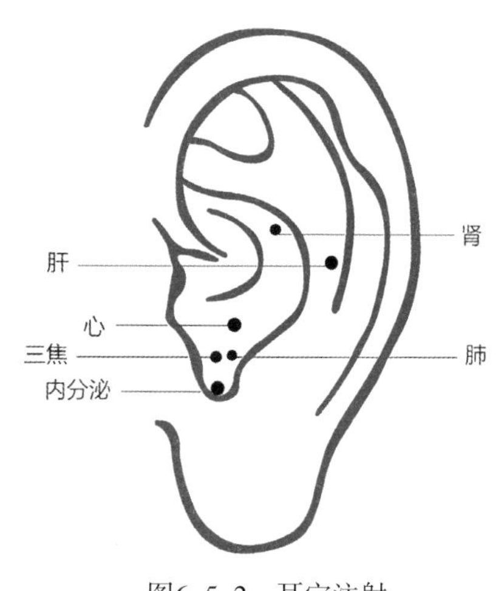

图6–5–2　耳穴注射

交替选取。每隔3天治疗一次，10次为一疗程。

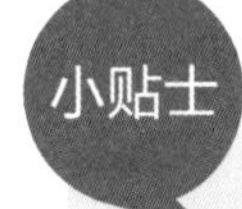

预防与保健

（1）不要长时间在阳光下曝晒，外出时应戴遮阳帽或打伞，也可在外出时对暴露部位涂抹防晒护肤品。

（2）如果怀疑黄褐斑是某些药物及化妆品引起的，应该停用，观察黄褐斑是否有加重，最好是能够找到导致黄褐斑的具体成分，以后可避免使用含有此成分的药物及化妆品。

（3）保持精神愉快，多运动，但要注意劳逸结合。

（4）积极治疗慢性肝肾疾病、纠正月经不调、调节内分泌功能障碍等。

（5）女性可停用口服避孕药，改用其他避孕方式。

（6）黄褐斑为妊娠原因所致者，如在产后半年内不能自行消失，就必须就医治疗。

（7）均衡饮食：维生素A、维生素C及无机盐类可以消除色素，避免黄褐斑。

（8）及时消炎：面部发生各种皮炎及时治疗，避免炎症性色素沉着。

（9）心理调节：神经刺激使脑下垂体没有办法正常运作，促使肾上腺激素增加，刺激黑色素细胞制造大量黑色素，导致色素沉淀，所以要保持心情愉快。

第六节　痱子

痱子又称“热痱”、“红色粟粒疹”，是由于在高温闷热环境下，出汗过多，汗液蒸发不畅，导致汗管堵塞、汗管破裂汗液外渗入周围组织而引起。主要表现为小丘疹、小水泡。好发于夏季，多见于排汗调节功能较差的儿童和长期卧床病人。由于瘙痒而过度搔抓可致继发感染发生毛囊炎、疖或脓肿。

本病属中医学“痱疮”范畴。

耳穴贴压

【取穴】枕、肺、风溪、肾上腺（图6-6-1）。

【操作】每次取一侧耳穴，两耳交替使用。采用75%的乙醇自上而下消毒耳廓，找准穴位后，将王不留行籽耳穴贴贴紧并稍加压力，手法由轻到重，使耳朵感到发热、发胀、放射感为宜。每日3～5次，每次2～5分钟，两耳交替贴压，隔日换贴1次，中病即止。

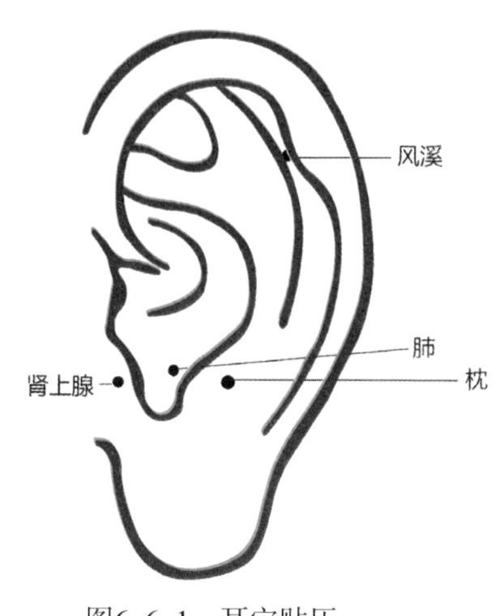

图6-6-1　耳穴贴压

耳穴针刺

【取穴】肺、枕、神门、肾上腺（图6-6-2）。

【操作】找准穴位，然后将局部进行常规消毒，进针的时候左手固定耳廓，右手以半寸毫针垂直地刺入软骨，刺激的强度与手法要视个人的具体情况来定，针刺的深度要根据个人耳廓厚薄来灵活掌握。一般情况下，刺入皮肤2～3分即可，不能刺穿对侧的皮肤。留针时间一般不能少于20～30分钟，期间可以间断地捻针，以增强刺激。在起针的时候左手要托住耳背，而右手起针，并用消毒棉球来压迫针眼以避免出血，并要用碘酒再次涂擦1次。每日1次，中病即止。

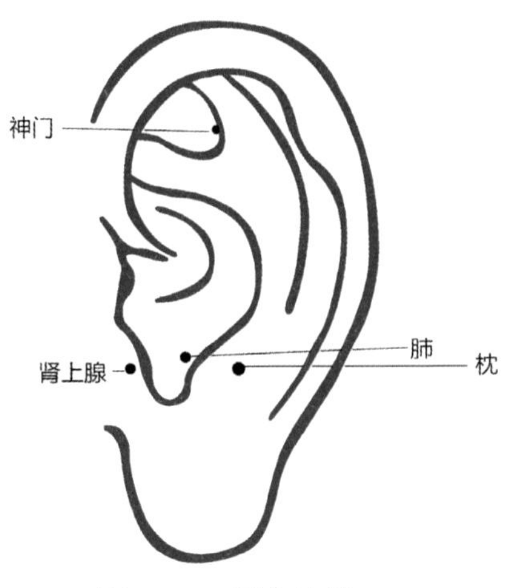

图6-6-2 耳穴针刺

小贴士

预防和治疗

（1）暑伏季节应加强室内通风，散热。

（2）衣着宜宽大，勤换内衣，勤洗澡。

（3）保持皮肤清洁、干燥。

（4）应避免搔抓，以防继发感染。

（5）气候凉爽时，皮疹一般可迅速自愈。

（6）有较严重症状者还应及时到正规医院就诊。

第七节　神经性皮炎

神经性皮炎，也称为慢性单纯性苔藓，病因较复杂，是一种与变态反应有关的表皮性炎症。特点是阵发性皮肤瘙痒、皮肤苔藓化，是一种常见的多发性皮肤病，多见于青年和成年人，夏季多发或季节性不明显。

耳穴贴压

【取穴】耳尖、肺、大肠、风溪、皮质下、肾上腺、病变对应部位（图6-7-1）。

【操作】每次取一侧耳穴，两耳交替使用。采用75%的乙醇自上而下消毒耳廓，找准穴位后，将王不留行籽耳穴贴贴紧并稍加压力，手法由轻到重，使耳朵感到发热、发胀、放射感为宜。每日3～5次，每次2～5分钟，两耳交替贴压，隔日换贴1次，中病即止。

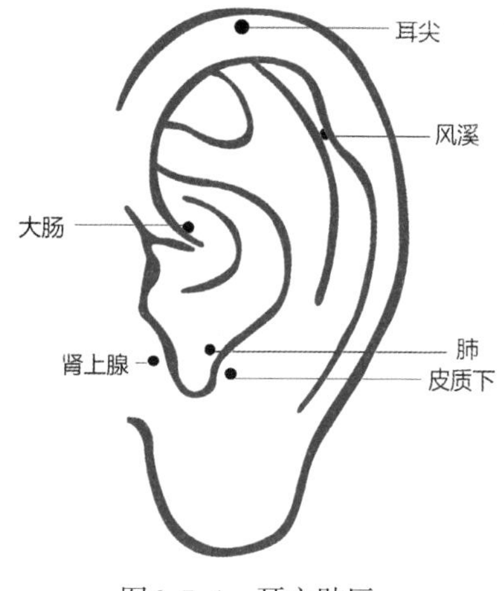

图6-7-1　耳穴贴压

耳穴针刺

【取穴】肺、神门、内分泌（图6-7-2）。

【操作】找准穴位，然后将局部进行常规消毒，进针的时候左手固定耳廓，右手以半寸毫针垂直地刺入软骨，刺激的强度与手法要视个人的具体情况来定，针刺的深度要根据个人耳廓厚薄来灵活掌握。一般情况下，刺入

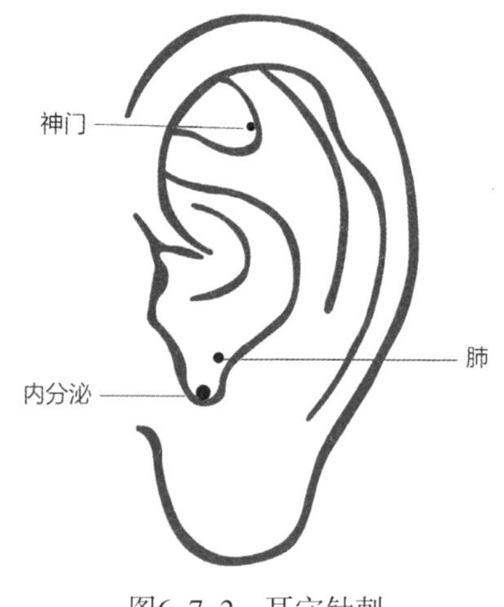

图6-7-2　耳穴针刺

皮肤2～3分即可，不能刺穿对侧的皮肤。留针时间一般不能少于20～30分钟，期间可以间断地捻针，以增强刺激。在起针的时候左手要托住耳背，而右手起针，并用消毒棉球来压迫针眼以避免出血，并要用碘酒再次涂擦1次。每日1次，中病即止。

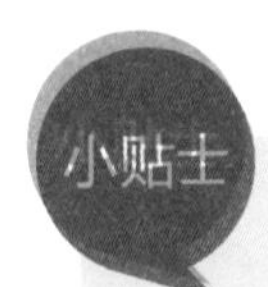

预防和保健

（1）注意控制情绪，避免情绪大起大落，注意合理调节工作节奏，避免工作压力过大。

（2）注意控制饮食，日常饮食应以清淡为主，避免饮食不均衡而导致的内分泌系统失衡。

（3）注意家居清洁，家中不要放置容易招至蚊虫的物件，潮湿阴暗角落要及时清洁，防蚊虫滋生。

（4）注意日常衣服的材质。日常衣服要注意选择透气性强，且衣料柔和的材质，避免选择坚硬粗糙的材质。

第八节　湿疹

湿疹是由多种内外因素引起的瘙痒剧烈的一种皮肤炎症反应，以皮疹损害处具有渗出潮湿倾向而得名。湿疹分急性、亚急性、慢性三期。急性期具渗出倾向，慢性期则浸润、肥厚。有些病人直接表现为慢性湿疹。

本病属中医学“湿疮”范畴。根据皮损部位不同，又有“浸淫疮”、“血风疮”、“旋耳疮”、“绣球风”、“四弯风”、“肾囊风”等名称。

耳穴贴压

【取穴】肺、脾、神门、风溪、大肠、内分泌、肾上腺（图6–8–1）。

【操作】每次取一侧耳穴，两耳交替使用。采用75%的乙醇自上而下消毒耳廓，找准穴位后，将王不留行籽耳穴贴贴紧并稍加压力，手法由轻到重，使耳朵感到发热、发胀、放射感为宜。每日3～5次，每次2～5分钟，两耳交替贴压，隔日换贴1次，中病即止。

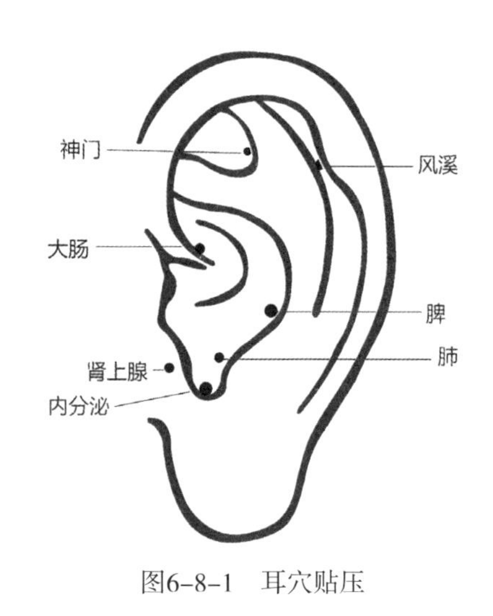

图6–8–1　耳穴贴压

耳穴针刺

【取穴】肺、神门、风溪、肾上腺、内分泌、皮损对应部位（图6–8–2）。

【操作】找准穴位，然后将局部进行常规消毒，进针的时候左手固定耳廓，右手以半寸毫针垂直地刺入软骨，刺激的强度与手法要视个人的具体情况来定，针刺的深度要根据个人耳廓厚薄来灵活掌握。一般情况下，刺入皮肤2～3分即可，不能刺穿对侧的皮肤。留针时间一般不能少于20～30分钟，期间可以间断地捻针，以增强刺激。在起针的时候左手要托住耳背，右手起针，并用消毒棉球来压迫针眼以避免出血，并要用碘酒再次涂擦1次。每日1次，中病即止。

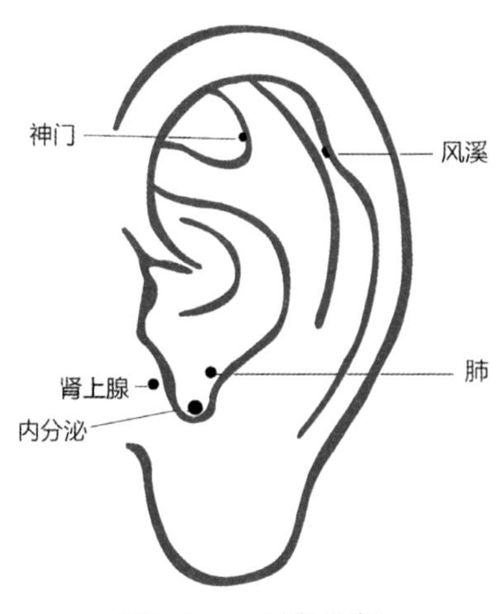

图6-8-2　耳穴针刺

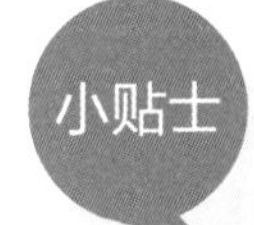

预防和保健

（1）避免自身可能的诱发因素。

（2）避免各种外界刺激，如热水烫洗，过度搔抓、清洗及接触可能敏感的物质如皮毛制剂等。少接触化学成分用品，如肥皂、洗衣粉、洗涤精等。

（3）避免可能致敏和刺激性食物，如辣椒、浓茶、咖啡、酒类。

（4）在专业医师指导下用药，切忌乱用药。

第九节　白癜风

白癜风是一种临床常见的色素脱失性皮肤病。皮损为局部色素脱失斑，常为乳白色，也可为浅粉色，表面光滑无皮疹。白斑境界清楚，边缘色素较正常皮肤增加，白斑内毛发正常或变白。

病变好发于受阳光照晒及磨擦损伤部位，如面部、上腿部、颈部、前臂伸侧及手背部、腰腹及骶尾部、腋下及阴部、肘膝关节等均为好发部位。

耳穴贴压

【取穴】心、肝、内分泌（图6-9-1）。

【操作】每次取一侧耳穴，两耳交替使用。采用75%的乙醇自上而下消毒耳廓，找准穴位后，将王不留行籽耳穴贴贴紧并稍加压力，手法由轻到重，使耳朵感到发热、发胀、放射感为宜。每日6次，每次5分钟，两耳交替贴压，隔日换贴1次，中病即止。

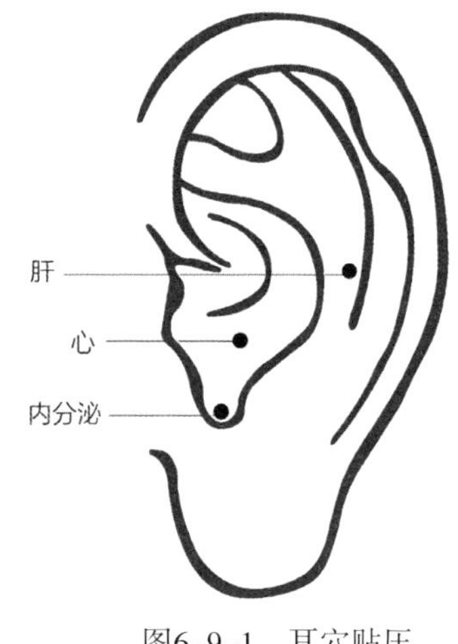

图6-9-1　耳穴贴压

耳穴针刺

【取穴】肺、脾、心、神门、皮质下、肾上腺（图6-9-2）。

【操作】找准穴位，然后将局部进行常规消毒，进针的时候左手固定耳廓，右手以半寸毫针垂直地刺入软骨，刺激的强度与手法要视个人的具体情况来定，针刺的深度要根据个人耳廓厚薄来灵活掌握。一般情况下，刺入皮肤2～3分即可，不能刺穿对侧的皮肤。留针时间一般不能少于20～30分钟，期间可以间断地捻针，以增强刺激。在起针的时候左手要托住耳背，而右手起针，并用消毒棉球来压迫针眼以避免出血，并要用碘酒再次涂擦1次。每日1次，中病即止。

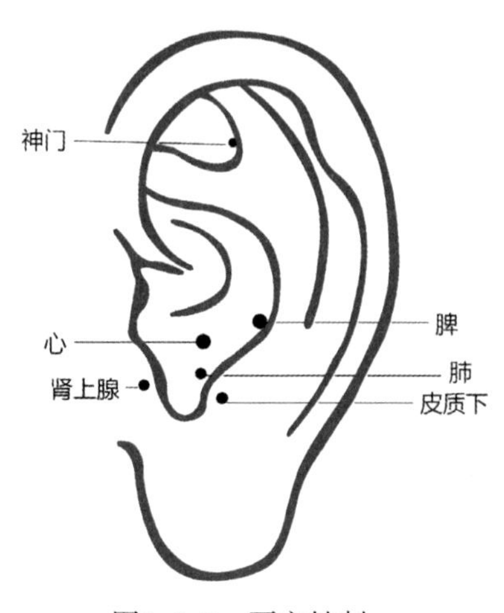

图6-9-2　耳穴针刺

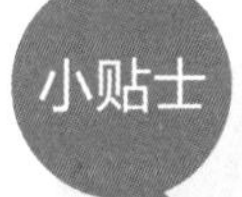

保健与治疗

（1）按照医生的建议合理用药。按时、按量服药，不要自行改变剂量或服药时间。

（2）尽量避免各种化学物品，如橡胶手套、橡胶鞋带等。

（3）经常晒太阳　由于白癜风的发生，是因为受遗传、免疫、精神等因素的影响，引起局部皮肤和毛囊内黑色素合成出现障碍。而阳光中的紫外线能促进黑色素代谢，所以适当晒太阳，能使黑色素细胞转移到皮层中，使肤色加深，从而有利于白癜风的治疗。但在炎热的夏季，阳光中的紫外线反而能抑制黑色素的代谢，不利于黑色素的合成，所以，夏日应避免阳光的照射。

（4）保持良好心态　要重视心理素质的培养，学会调适异常情绪，解除心理矛盾和压力。

第十节　带状疱疹

带状疱疹是由水痘、带状疱疹病毒感染而引发的一种皮肤病，其特征为分布于周围神经的小水疱，且水疱一般呈簇集性，常伴有明显作用于神经的疼痛。

中医学又称为“缠腰火丹”或是“火带疮”等。

耳穴贴压

【取穴】肺、肝、肾、神门、内分泌、皮质下、肾上腺（图6–10–1）。

【操作】每次取一侧耳穴，两耳交替使用。采用75%的乙醇自上而下消毒耳廓，找准穴位后，将王不留行籽耳穴贴贴紧并稍加压力，手法由轻到重，使耳朵感到发热、发胀、放射感为宜。每日3～5次，每次2～5分钟，两耳交替贴压，隔日换贴1次，中病即止。

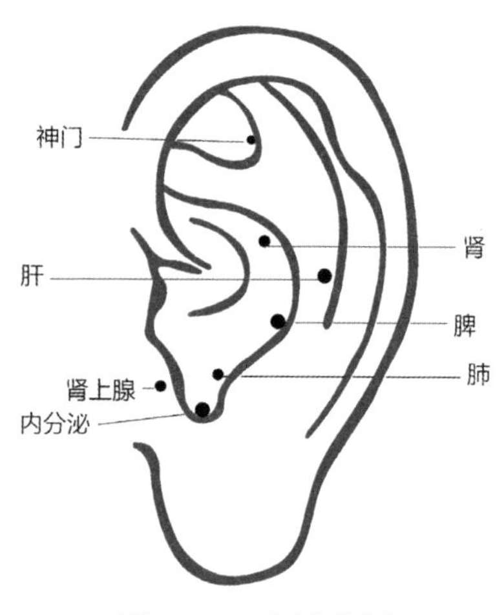

图6–10–1　耳穴贴压

耳穴针刺

【取穴】神门、肾上腺、皮质下、病变对应区（图6–10–2）。

【操作】找准穴位，然后将局部进行常规消毒，进针的时候左手固定耳廓，右手以半寸毫针垂直地刺入软骨，刺激的强度与手法要视个人的具体情况来定，刺的深度要根据个人耳廓厚薄来灵活掌握。一般情况下，刺入皮肤2～3分即可，不能刺穿对侧的皮肤。

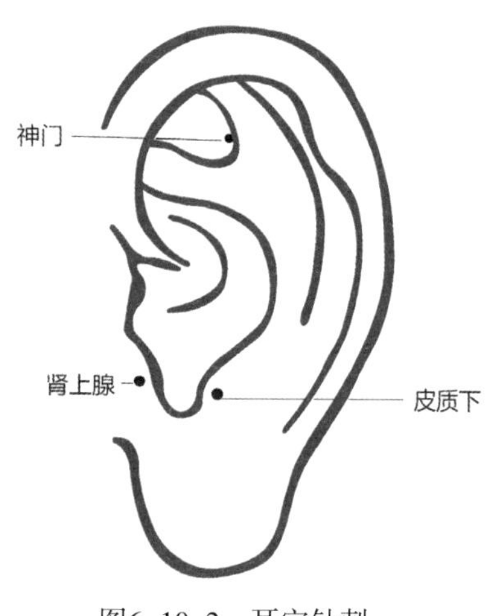

图6–10–2　耳穴针刺

留针时间一般不能少于20～30分钟，期间可以间断地捻针，以增强刺激。在起针的时候左手要托住耳背，右手起针，并用消毒棉球来压迫针眼以避免出血，并要用碘酒再次涂擦1次。每日1次，中病即止。

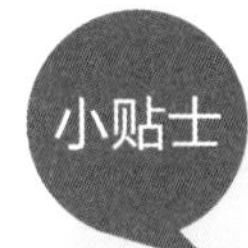

保健与预防

（1）不要过分紧张　该病假如治疗得当的话10天左右就能完全被治愈，而且治愈后复发的可能性很小。

（2）多休息　一定要做到多休息。

（3）饮食　多给患者吃一些清淡、容易消化的食物。禁止食用油腻的食物、海产品以及家禽、蛋等，平时还要多喝水。

（4）预防继发细菌感染　禁止摩擦患处，防止患处的水疱破裂。

第七章 五官科疾病

第一节 外睑腺炎

外睑腺炎，是指睫毛毛囊附近的皮脂腺或睑板腺的急性化脓性炎症，又称麦粒肿，民间俗称为“挑针”或“针眼”，因为病情发作时的形状特别像麦粒，所以有了这个别名。

一年四季均能够发病，尤其是儿童少年的发病率偏高，与用眼过度、不注意眼部卫生、睡眠不足、体质虚弱、免疫力下降等因素有关。

麦粒肿初起时，眼睑局部皮肤红肿，有触痛，近睑缘部可触到硬结，有时耳前淋巴结也会肿大并伴有触痛，有人还会出现畏寒、发热等全身症状。如果缺乏正规治疗，数日后麦粒肿“成熟”时，可以看到黄色脓点，完全“成熟”后，能自行穿破出脓。

耳穴放血

【取穴】双侧耳尖穴（图7–1–1）。

【操作】先用左手拇指、食指在整个耳廓上做轻柔按摩，使其充血，严格消毒耳尖穴，提捏并固定耳廓，右手持采血针刺入耳尖穴1~2毫米，随即快速退针，轻柔挤按针孔，使其自然出血，放血数滴，血色改变即血色由紫暗或深红色变为鲜红为准，完毕后

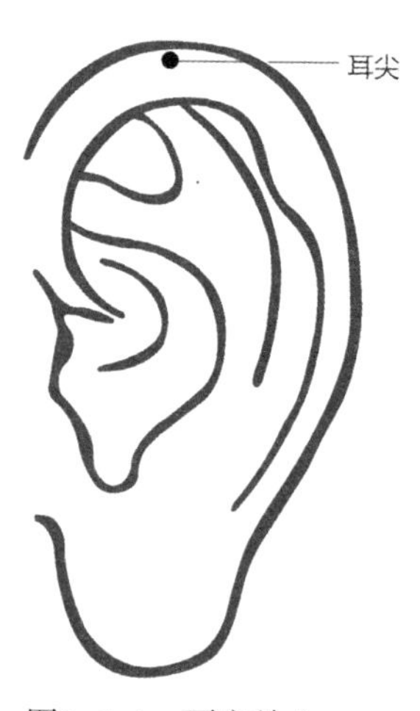

图7–1–1　耳穴放血

再常规消毒针眼，最后用干棉球按压止血。1次/天，2次1个疗程。

耳穴埋针

【取穴】肝、眼、神门（图7–1–2）。

【操作】选准穴位，常规消毒，左手固定耳廓，绷紧穴区，右手用小摄子夹住消过毒的揿针，一般刺入穴内2/3，胶布固定后留针72小时。留针期间每日按摩各穴3次，每次5～10分钟。留针72小时后如果病情没有改善，可以考虑改在健侧耳穴埋针治疗。

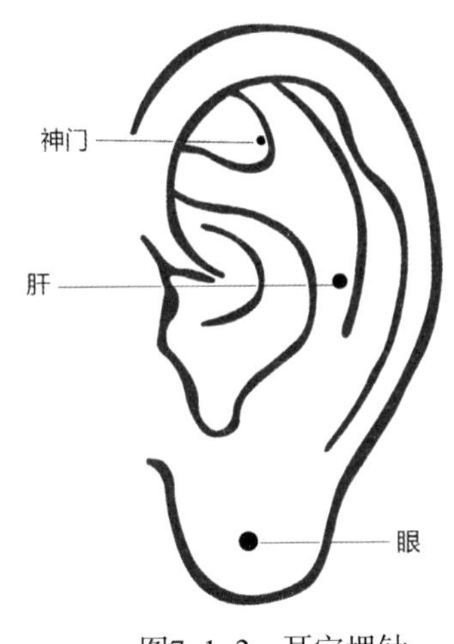

图7–1–2　耳穴埋针

小贴士

（1）麦粒肿，属于自愈性疾病，一般不留瘢痕。

（2）要注意的是，如果脓肿还没成熟，不宜切开。更要注意不要用手挤压，以免细菌进入血管可引起海绵窦血栓或败血症，导致生命危险。

（3）体质弱者，在治疗的同时，要加强锻炼身体，以增强抵抗力，缩短病程。

第二节　慢性鼻炎

慢性鼻炎是指鼻腔黏膜或鼻腔黏膜下的炎症，一般可持续数月以上。通常情况下，是由于感冒未得到有效治疗，炎症长期刺激而导致。

临床表现以鼻黏膜的肿胀、鼻涕增多，检查时常无明确致病微生物感染，同时病程持续数月以上或反复发作为特征。

本病属中医学“鼻窒”、“伤风”等范畴。

耳穴贴压

【取穴】内鼻、肺、肾上腺（图7–2–1）。

【操作】采用75%的乙醇自上而下消毒耳廓，找准穴位后，将王不留行籽耳穴贴贴紧并稍加压力，手法由轻到重，使耳朵感到发热、发胀、放射感为宜。每天按压10次，3天更换一次，7天为一疗程。

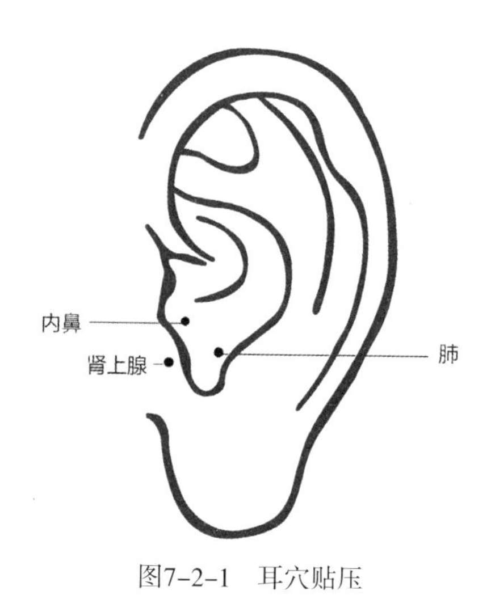

图7–2–1　耳穴贴压

耳穴针刺

【取穴】内鼻、外鼻、肺、额、内分泌（图7–2–2）。

【操作】每次取一侧耳穴，两耳交替使用。找准穴位，然后将局部进行常规消毒，进针的时候左手固定耳廓，右手以半寸毫针垂直地刺入软骨。用强刺激行泻法。留针15～30分钟，期间间断地捻针以增强刺激。在起针的时候左手要托住耳背，右手起针，并用消毒棉球来压迫针眼以避免出血，并要用碘酒再次涂擦1次。每日针治1次，5次为1个疗程。

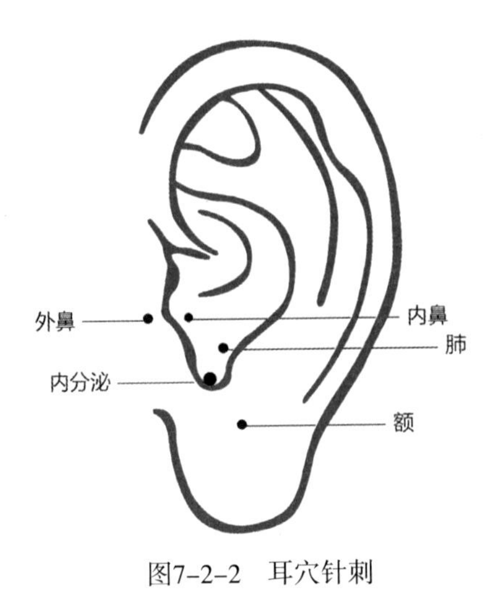

图7-2-2　耳穴针刺

小贴士

关于本病的预防

（1）及时治疗感冒、扁桃体炎。

（2）平时注意鼻腔卫生，养成早晚洗鼻的良好卫生习惯。

（3）早晨可用冷水洗脸，可以有效增强鼻腔黏膜的抗病能力。

（4）平时可常做鼻部按摩，如按压双侧迎香穴。

（5）严禁烟、酒、辛辣等刺激性食品。

（6）急性发作时，多加休息。卧室应明亮，保持室内空气流通。但要避免直接吹风及阳光直射。

（7）保持性情开朗，精神上避免刺激，同时注意不要过劳。

（8）游泳时姿势要正确，尽量做到头部露出水面。

（9）注意擤涕方法。擤鼻涕时，宜按住一侧鼻孔，稍稍用力外擤。

（10）在感冒流行期间，外出戴口罩，避免公众集会，尽量少去公共场所。

第三节　失音

失声，也叫做失音，经常用嗓的人容易发生。

失音是一种常见病，多是由于外感风寒、风热，吸烟饮酒过多，大声喊叫，咽喉炎症等原因所致。其特征是咽喉干燥不适、灼热疼痛，发音声音嘶哑，严重时失声等。

本病属中医学“喉喑”范畴。

耳穴贴压

【取穴】肺、咽喉、神门、内分泌（图7–3–1）。

【操作】采用75%的乙醇自上而下消毒耳廓，找准穴位后，将王不留行籽耳穴贴贴紧并稍加压力，手法由轻到重，使耳朵感到发热、发胀、放射感为宜。每天按压10次，3天更换一次，7天为一疗程。

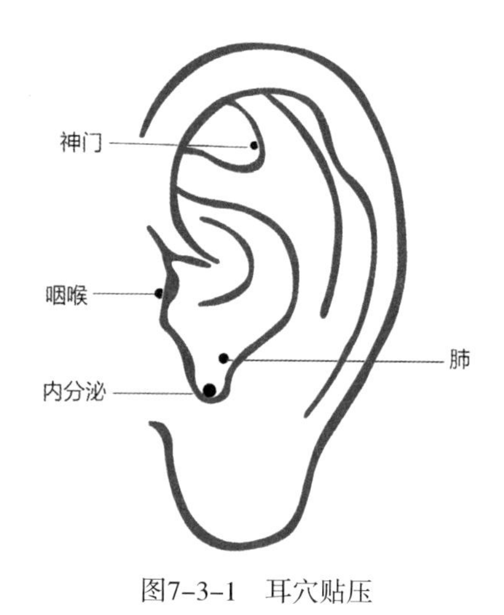

图7–3–1　耳穴贴压

耳穴按压

【取穴】肺、咽喉、神门（图7–3–2）。

【操作】依次点按以上穴位约20秒，再双手掌摩擦发热，五指并拢，指尖向后紧压双耳，向耳后推摩，然后反方向向前拉摩耳背，至手指离开耳轮，每一推一拉为1次，往返按摩全耳至全耳发热，按摩15～30次。

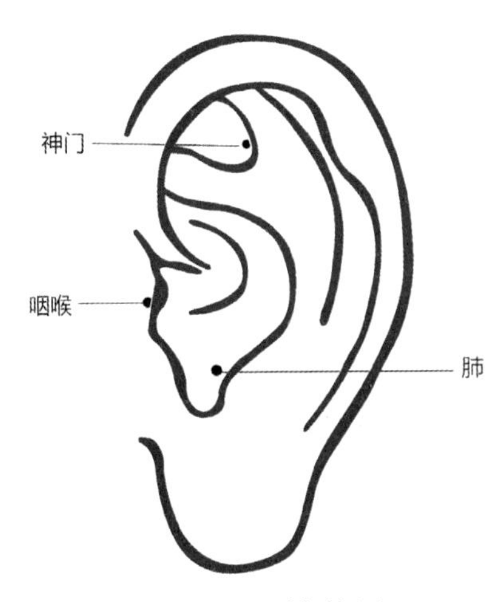

图7-3-2　耳穴按压

小贴士

失音的保健治疗

（1）最主要的措施是使声带休息，减少发音，须防止以耳语代替平常的发音，因耳语不能达到使声带休息的目的。

（2）保持室内空气畅通，多饮热水，注意大便通畅，禁烟酒。

（3）讲课、演出前后，应禁酒及冷饮。

（4）女性月经期声带易充血，要注意充分休息。

第四节　耳鸣

耳鸣是生活中最常见的耳部疾病之一，很多时候外界并没有什么声音，但耳朵里却总听得见声响，这种情况就是耳鸣。

耳鸣是听觉功能紊乱而出现的一种症状，是人听觉器官对声响或虚构声音的幻觉，如嗡嗡声、蝉鸣声，或有似铃响、虫鸣、鸟叫、流水、刮风的声音等。

耳穴贴压

【取穴】肾、肝、心、交感、神门、内耳、肾上腺、皮质下（图7-4-1）。

【操作】采用75%的乙醇自上而下消毒耳廓，找准穴位后，将王不留行籽耳穴贴贴紧并稍加压力，手法由轻到重，使耳朵感到发热、发胀、放射感为宜。每天按压10次，3天更换一次，7天为一疗程。

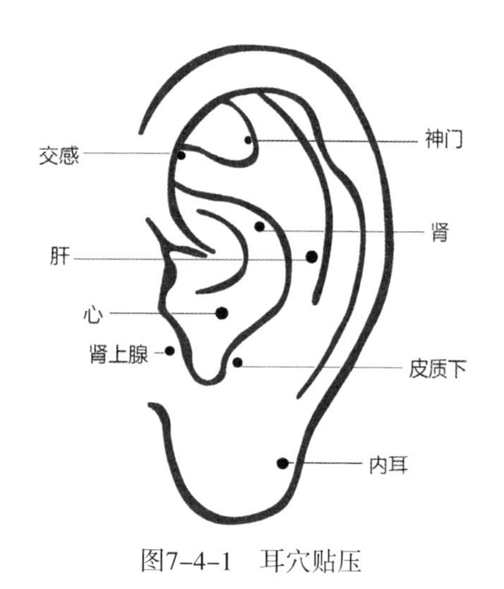

图7-4-1　耳穴贴压

耳穴埋针

【取穴】肝、肾、内耳、交感、肾上腺、内分泌（图7-4-2）。

【操作】选准穴位，常规消毒，左手固定耳廓，绷紧穴区，右手用小摄子夹住消过毒好的揿针，一般刺入穴内2/3，胶布固定后留针72小时。7天为一疗程，期间休息1天。

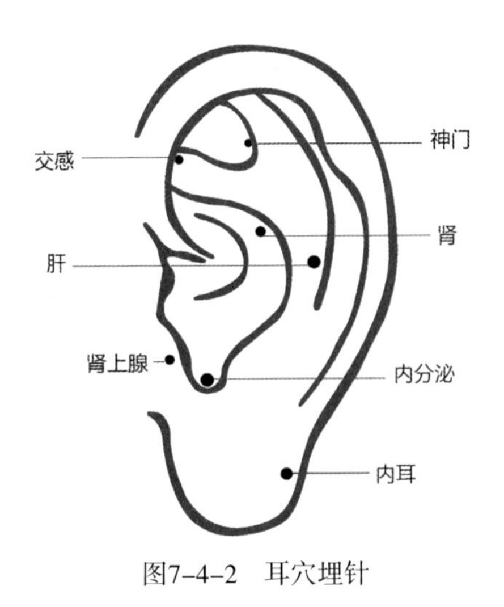

图7-4-2 耳穴埋针

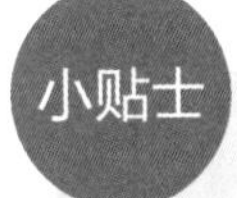

耳鸣的防治

（1）注意作息时间，保证睡眠。

（2）积极治疗引起耳鸣的原发疾病。

（3）改善全身情况。耳鸣是全身情况的警报器，常常提示有高血压、糖尿病和高血脂、贫血及营养不良等，及时纠正可缓解。

第五节　牙痛

牙痛，是指牙齿因各种原因引起的疼痛，为口腔疾患中常见的症状之一，即西医的龋齿、牙髓炎、根尖周围炎和牙本质过敏等，遇冷、热、酸、甜等刺激时牙痛发作或加重。

本病属中医学“牙宣”“骨槽风”范畴。

耳穴按摩

【取穴】牙、牙痛、牙痛奇点（图7–5–1）。

【操作】依次点按以上穴位约20秒，再双手掌摩擦发热，五指并拢，指尖向后紧压双耳，向耳后推摩，然后反方向向前拉摩耳背，至手指离开耳轮，每一推一拉为1次，往返按摩全耳至全耳发热，每次按摩100下。一日可多次按摩。

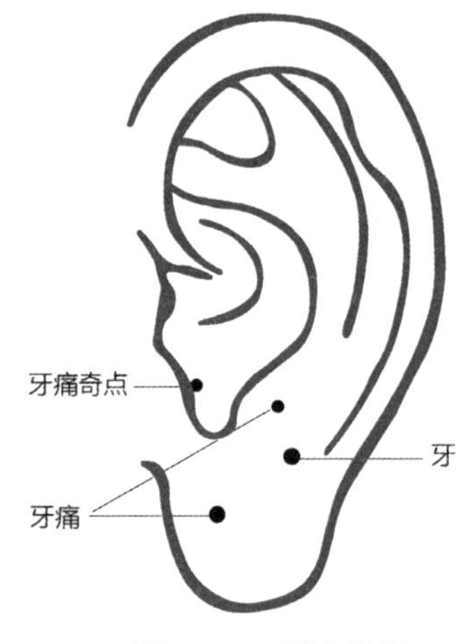

图7–5–1　耳穴按摩

耳穴按压

【穴位】牙痛、牙痛奇点、神门、脑点（图7–5–2）。

【操作步骤】将圆形小绿豆用胶布贴压穴处，每天按压3~5次，每次1~2分钟，双耳同压，3~7天更换，痛时随时按压。

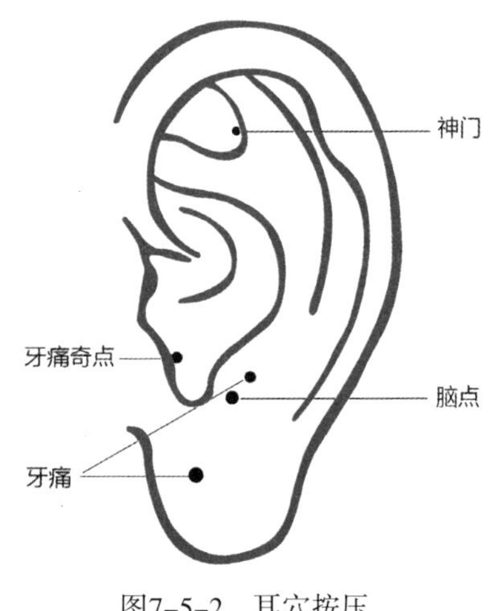

图7–5–2　耳穴按压

耳穴放血

【穴位】耳尖（图7–5–3）。

【操作】先用左手拇指、食指在整个耳廓上做轻柔按摩，使其充血，严格消毒耳尖穴，提捏并固定耳廓，右手持三棱针点刺1～2次，深约0.5～1毫米，然后术者用双手的拇、食、中指稍用力挤捏，使耳尖放血数滴，血色改变即血色由紫暗或深红色变为鲜红为准，完毕后再常规消毒针眼，最后用干棉球按压止血。1次/天。

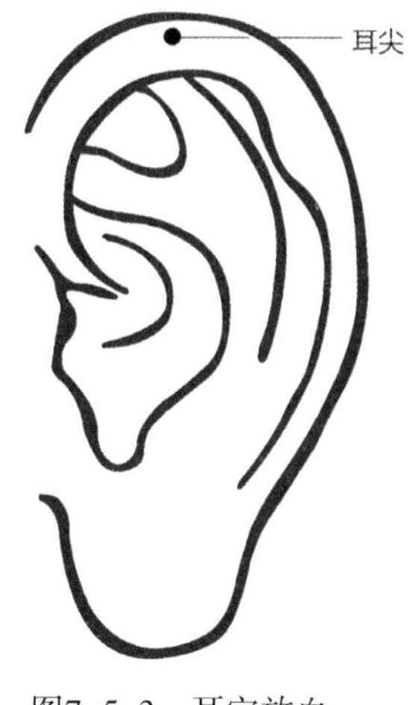

图7–5–3　耳穴放血

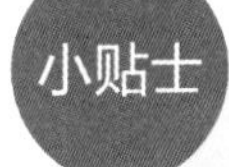

穴位按摩缓解牙痛

（1）合谷穴　位于虎口处，用一手拇指的第一个关节横纹正对另一手的虎口边，拇指屈曲按下，指尖所指处就是合谷穴。用拇指指尖进行按摩，由轻渐重按压1～2分钟，可以起到疏风解表、活络镇痛的作用。

（2）颊车穴　位于颌骨边角向鼻子斜方向约1厘米处。当咀嚼时咬肌隆起，按之凹陷处就是颊车穴。用双手拇指放于同侧面部颊车穴，由轻渐重按压约1～2分钟，可以起到解痉止痛、活血消肿的作用。如果是实火牙痛可以配以内庭穴，此穴位于足背第二、三趾间缝纹端。虚火牙痛配太溪穴，位于内踝尖与跟腱之间的中点凹陷处。

采用以上方法按摩穴位能治疗牙痛，每天坚持按摩3～4次，牙痛症状就可得到缓解。平时牙痛患者还要少吃甜食和辛辣食物，注意口腔清洁。

第六节　口腔溃疡

口腔溃疡是指口腔黏膜上皮反复溃疡引起疼痛的口腔黏膜损害疾病。

一般而言，口腔内出现的溃疡95%是复发性口腔溃疡，它是最常见的口腔黏膜疾病，可发生在口腔黏膜的任何部位，包括舌头，具有红、黄、凹、痛四个特点。

口腔溃疡属中医学“口疮”“口糜”等范畴。

耳穴贴压

【取穴】神门、内分泌、皮质下、肾上腺、口、舌（图7–6–1）。

【操作】采用75%的乙醇自上而下消毒耳廓，找准穴位后，将王不留行籽耳穴贴贴紧并稍加压力，手法由轻到重，使耳朵感到发热、发胀、放射感为宜。隔日换另侧耳，每日按压5次，每次5分钟，3次1个疗程，共2个疗程。

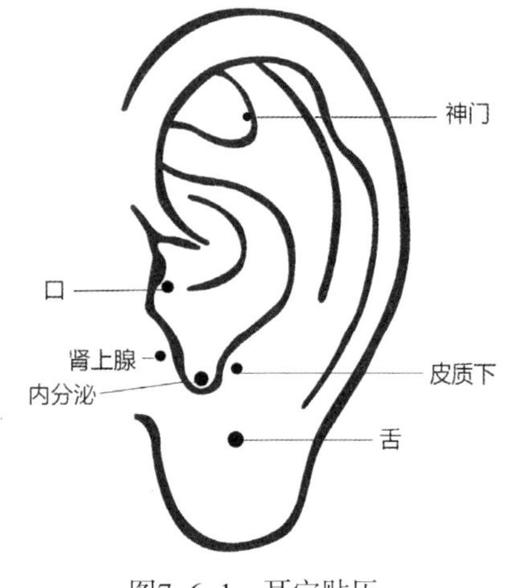

图7–6–1　耳穴贴压

耳穴放血

【取穴】耳尖、口、舌、心（图7–6–2）。

【操作】先用左手拇指、食指在整个耳廓上做轻柔按摩，使其充血，严格消毒耳尖穴，提捏并固定耳廓，右手持三棱针点刺1～2次，深约0.5～1毫米，然后术者用双手的拇、食、中指稍用力挤捏，使耳尖放血数滴，血色改变即血色由紫暗或深红色变为鲜

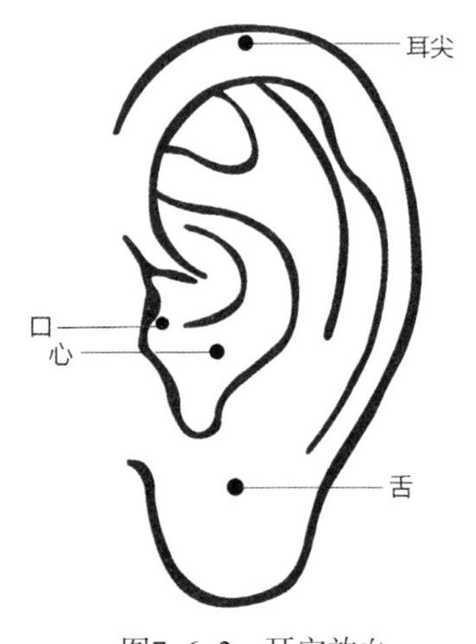

图7–6–2　耳穴放血

红为准，完毕后再常规消毒针眼，最后用干棉球按压止血。隔日治疗1次，两耳穴位交替使用。

口腔溃疡的预防

（1）首先要保持良好的心态，口腔溃疡不是危及生命的疾病（癌性溃疡者除外），大多数时候，心态越差，溃疡就越容易蠢蠢欲动。

（2）拥有一个积极的生活态度，保持良好的生活习惯，早睡早起，经常锻炼，营养均衡。

虽然，有研究表明这些措施只有安慰作用。但是，卸下沉重的心理负担，不光对减少口腔溃疡的发病频率有效果，对于其他疾病也是有良性作用的，对生活本身也具有积极的意义。

第七节　急性扁桃体炎

急性扁桃体炎是腭扁桃体的非特异性急性炎症，往往还伴有程度不等的咽黏膜和其他淋巴组织炎症，是一种很常见的咽部疾病。

本病属中医学“急乳蛾”范畴。

耳穴贴压

【取穴】扁桃体、咽喉、肺、内分泌、肾上腺、耳尖、轮1～轮4（图7–7–1）。

【操作】采用75%的乙醇自上而下消毒耳廓，找准穴位后，将王不留行籽耳穴贴贴紧并稍加压力，手法由轻到重，使耳朵感到发热、发胀、放射感为宜。每穴用手按压，每次每穴1～2分钟，每日3～4次，两耳交替贴压，3天更换1次，10次为一疗程。

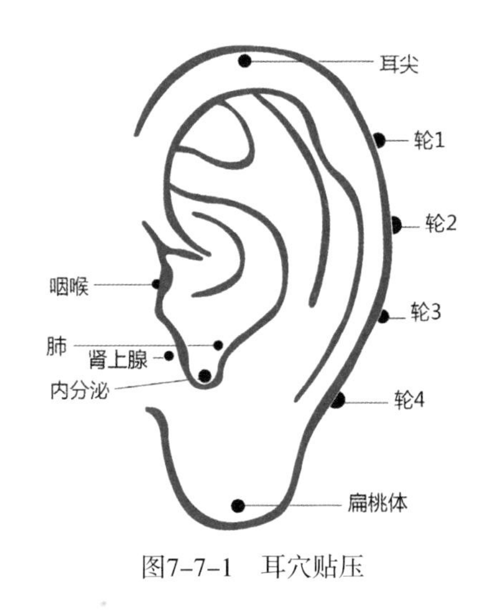

图7–7–1　耳穴贴压

耳穴放血

【取穴】扁桃体（图7–7–2）。

【操作】先用左手拇指、食指在整个耳廓上做轻柔按摩，使其充血，严格消毒耳尖穴，提捏并固定耳廓，右手持三棱针点刺，深约0.5～1毫米，然后术者用双手的拇、食、中指稍用力挤捏，使耳尖放血数滴，血色改变以血色由紫暗或深红色变为鲜红为准，完毕后再常规消毒针眼，最后用干棉

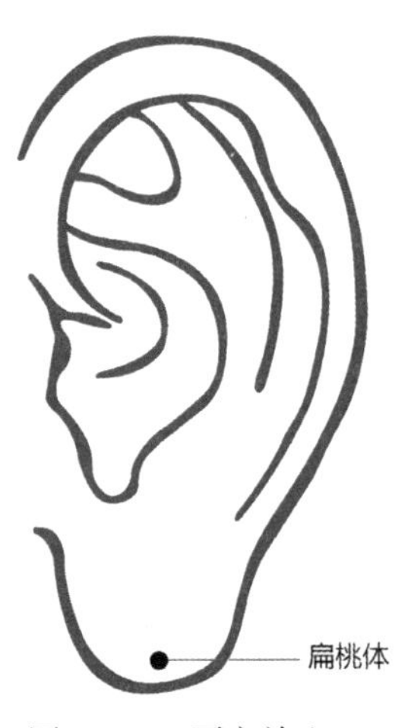

图7–7–2　耳穴放血

球按压止血。1次/天。

耳穴割治

【取穴】割治点，在扁桃体1、2两穴之间（图7–7–3）。

【操作】在两侧耳廓选择该小静脉的耳廓背侧处，用75%乙醇消毒，用无菌刀片垂直于该小静脉走向切一约0.3厘米小口，按摩或挤压小静脉近端，使之出血10滴左右，用无菌棉球敷盖切口，胶布固定，次日取下即可。

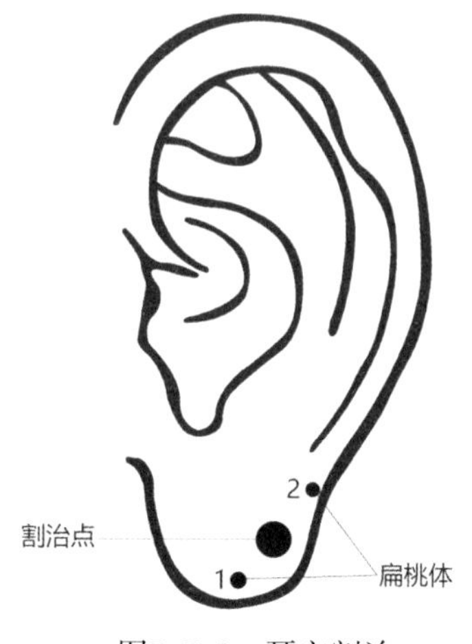

图7–7–3　耳穴割治

小贴士

（1）首先，应加强卫生宣传教育，重视个人卫生，多参加体育锻炼，增强体质，注意合理饮食和营养，提高机体抵抗力，注意口腔卫生，少去人口密集场所，注意室内空气流通，调节室内温度和湿度，注意保暖防寒。

（2）一般治疗　发病期间尽量卧床休息，多饮水，吃易消化富有营养的半流食或软食，疏通大便，高热可口服退热药。

（3）局部治疗　保持口腔清洁，可用2%硼酸溶液含漱，也可以用淡盐水或生理盐水含漱，口腔局部使用口腔炎喷雾剂、银尔通、开喉剑或利巴韦林气雾剂等。

（4）咽部吹药法　常用中药吹药，如锡类散吹撒于扁桃体表面。

（5）抗生素的合理应用　对全身症状严重或有并发症者，尽早使用足量抗生素治疗，疗程宜足。

第八节　内耳眩晕症

内耳眩晕症又称梅尼埃病，因由法国医生梅尼埃首先报道，故以其名命名。此病是负责人体平衡的器官——“内耳迷路”受到损害所致。在中医学中本病属于“眩晕”范畴。

大多数患者初次发病都在50岁以前，以青壮年为多。本病常由紧张、劳累等引起，主要特点是：反复发作的眩晕、耳鸣和耳聋。发作无诱因和规律，甚至睡眠中也可发生。最常见的眩晕表现形式是，睁眼时感觉房子或周围景物在移动，闭眼时则感觉身体在旋转。

耳穴埋针

【取穴】脑点、晕点、神门（图7-8-1）。

【操作】选准穴位，常规消毒，左手固定耳廓，绷紧穴区，右手用小摄子夹住消毒好的揿针，一般刺入穴内2/3，留针72小时，两侧交替。

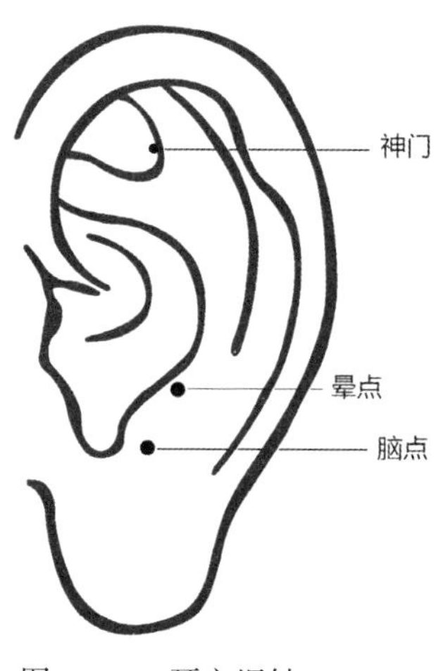

图7-8-1　耳穴埋针

耳穴贴压

【取穴】内耳、神门、肝、肾（图7–8–2）。

【操作】采用75%的乙醇自上而下消毒耳廓，找准穴位后，将王不留行籽耳穴贴贴紧并稍加压力，手法由轻到重，使耳朵感到发热、发胀、放射感为宜。自行按压，每日按压10次，治疗隔日1次，两耳交替贴压，6次为1个疗程。

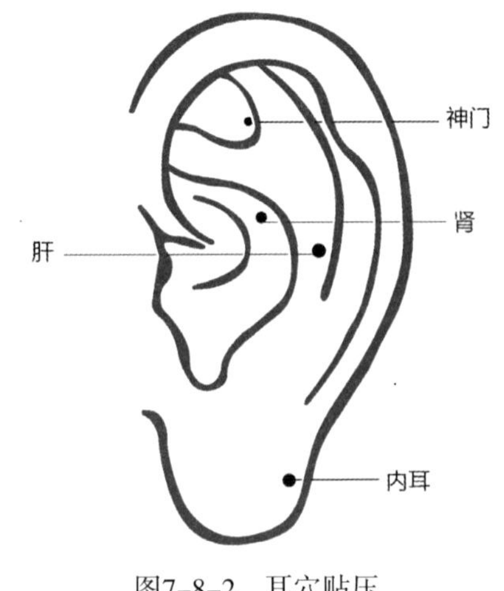

图7–8–2　耳穴贴压

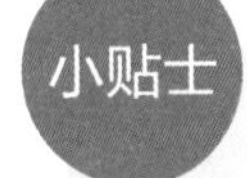

眩晕、头晕、头昏、晕厥的区别

（1）眩晕是一种自身或自身以外的周围物体在“旋转、移动、摇晃、倾斜”的平衡失稳感觉，是前庭神经系统功能障碍的症状。

（2）头晕没有自身或外界物体的旋转移动平衡失稳感觉，只有头重脚轻晃晃忽忽不稳定的感觉，不会倾倒，多于行走起立时加重，包括：①眼性头晕：有视力或眼肌障碍，睁眼、用眼加重，闭眼减轻或消失；②深感觉性头晕：有肌力，肌张力，关节位置觉异常，头晕在起立行走时出现，闭眼或暗处加重，睁眼或亮处减轻；③小脑性头晕：有小脑病变引起的共济失调，站立不稳，行立时出现头晕，睁眼不减轻。

（3）头昏是昏昏沉沉不清晰感，多伴有头闷头重，由发热消耗性疾病、慢性躯体性疾病、情感精神性疾病、劳累、疲劳等引起。

（4）晕厥由一过性脑缺血引起，有短暂意识丧失倒地，数十秒自动清醒，如站立过久导致的直立性晕厥等。

第九节　急性结膜炎

急性结膜炎，俗称“红眼病”，全称是传染性急性结膜炎，由病毒或者细菌感染引起，传染性很强。表现为起病急剧，有眼睛红肿、烧灼异物感、流泪等明显的刺激症状。有较多的水性或者黏液性分泌物，结膜充血水肿，可伴有结膜下出血。

本病属中医学“天行赤眼”“暴发火眼”范畴，是眼科的常见病。

耳穴放血

【取穴】耳尖、眼、肝、肺（图7-9-1）。

【操作】先用左手拇指、食指在整个耳廓上做轻柔按摩，使其充血，严格消毒耳尖穴，提捏并固定耳廓，右手持三棱针点刺1～2次，深约0.5～1毫米，然后术者用双手的拇、食、中指稍用力挤捏，使耳尖放血数滴，血色改变以血色由紫暗或深红色变为鲜红为准，完毕后再常规消毒针眼，最后用干棉球按压止血。每日治疗1次，连续3次。经2次治疗无效者，则应改用他法治疗。

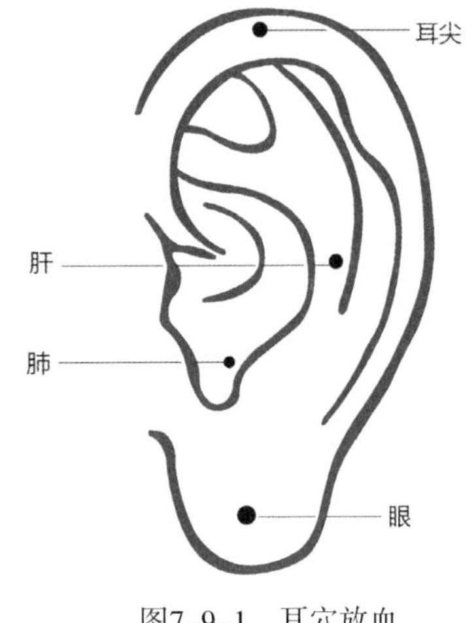

图7-9-1　耳穴放血

耳穴针刺

【取穴】眼、目1、目2（图7-9-2）。

【操作】找准穴位，然后将局部进行常规消毒，进针的时候左手固定耳廓，右手以半寸毫针垂直地刺入软骨，刺激的强度与手法要视个人的具体情况来定，针刺的深度要根据个人耳廓厚薄来灵活掌握。一般情况下，刺入皮肤2～3分即可，不能刺穿对侧的皮肤。留针1~2小时，期间间断地捻针以增强刺激。在起针的时候左手要托住耳背，而右手起针，并用消毒棉球来压迫针眼以避免出血，并要用碘酒再次涂擦1次。每日针治1次，7次为一疗程。

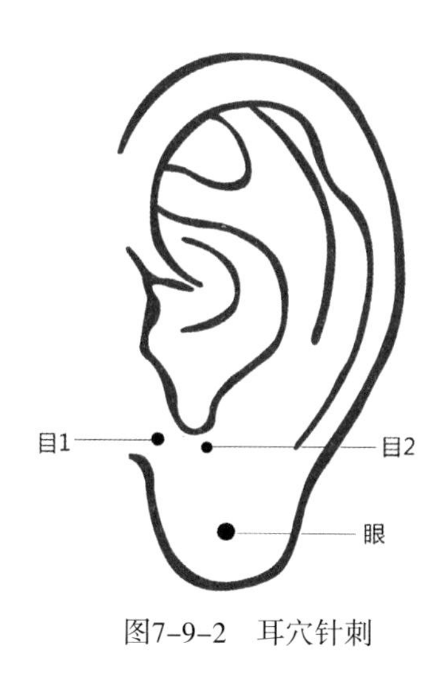

图7–9–2 耳穴针刺

耳穴贴压

【取穴】神门、肾上腺、眼（图7–9–3）。

【操作】采用75%的乙醇自上而下消毒耳廓，找准穴位后，将王不留行籽耳穴贴贴紧并稍加压力，手法由轻到重，使耳朵感到发热、发胀、放射感为宜，每日按压3次，每次每穴1～2分钟，两耳交替贴压。

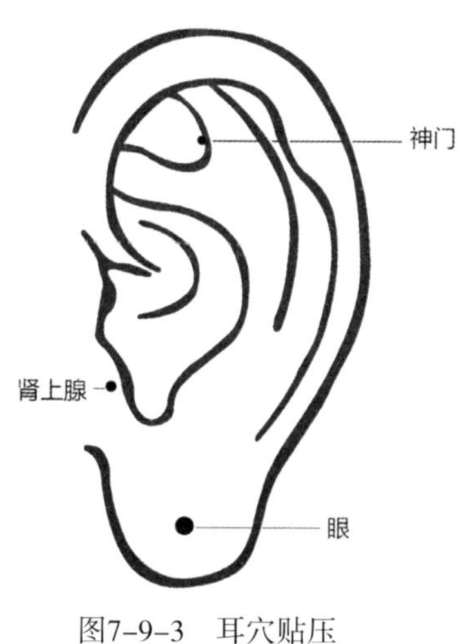

图7–9–3 耳穴贴压

饮食宜忌

一、适宜食物

（1）补充维生素A　患有结膜炎的患者可每天多食用一些维生素A含量较高的食物。

（2）补充维生素C　保护眼睛，避免炎症加重，同时也促进组织复原。因此每日可多服用维生素C含量较高的食品。

二、饮食禁忌

（1）酒　饮酒（包括各种烈酒、黄酒、果子酒、米酒、啤酒等）可助邪热毒气，同时饮酒还能损及肝阴，使肝经空虚，风热邪毒更易侵袭眼部，以致病程延长。

（2）生姜　眼部炎症者不宜食用生姜。眼部炎症宜食用清凉散热之品，忌食温热辛散食物，生姜温热，且味辛走窜行散，既助火热，又伤阴液，眼部炎症者食用，将会加重病情。

（3）辛辣之品　京葱、洋葱、韭菜、蓼蒿、芥末等辛辣物品，能使肺胃积热加重，不利于结膜炎的早期康复。

（4）膻发物　红眼病（结膜炎）患者应忌黄鱼、鳗鱼、橡皮鱼、桂鱼、鳝鱼、黑鱼、鳊鱼、蟹、虾之类腥膻发物，否则导致风热之邪更盛、热毒愈益内盛，给治疗、康复带来不必要的麻烦。

第十节　假性近视

真性与假性近视均表现为远视力下降，近视力好。假性近视为功能性，多发生于青少年，视力可在数周或1～2个月内下降，适当休息后又可得到某种程度的恢复。真性近视为器质性改变，不能自然恢复。

耳穴贴压

【取穴】眼、目1、目2（图7–10–1）。

【操作】采用75%的乙醇自上而下消毒耳廓，找准穴位后，将王不留行籽耳穴贴贴紧并稍加压力，手法由轻到重，使耳朵感到发热、发胀、放射感为宜。每日分早、中、午、晚至少4次，一松一紧按摩3~5分钟，每5天换一次，坚持4~6次。

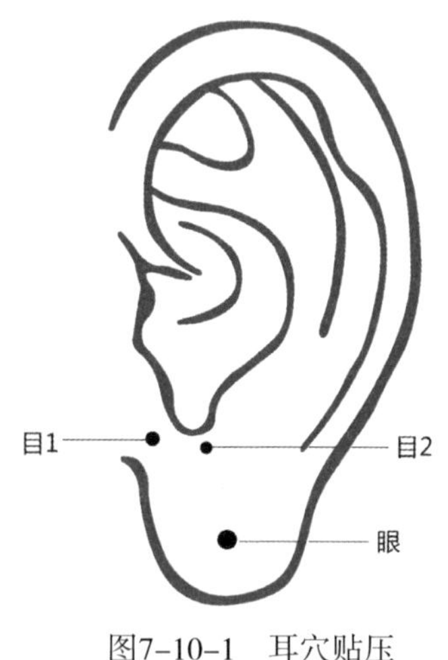

图7–10–1　耳穴贴压

耳穴针刺

【取穴】眼、目1、目2、肝、肾、皮质下（图7–10–2）。

【操作】每次双侧同时取穴5～7个，找准穴位，然后将局部进行常规消毒，进针的时候左手固定耳廓，右手以半寸毫针垂直地刺入软骨，以刺激的强度与手法要视个人的具体情况来定，针刺的深度要根据个人耳廓厚薄来灵活掌握。一般情况下，刺入皮肤2～3分即可，不能刺穿对侧的皮肤。留针1~2小时，期间间断地捻针以增强

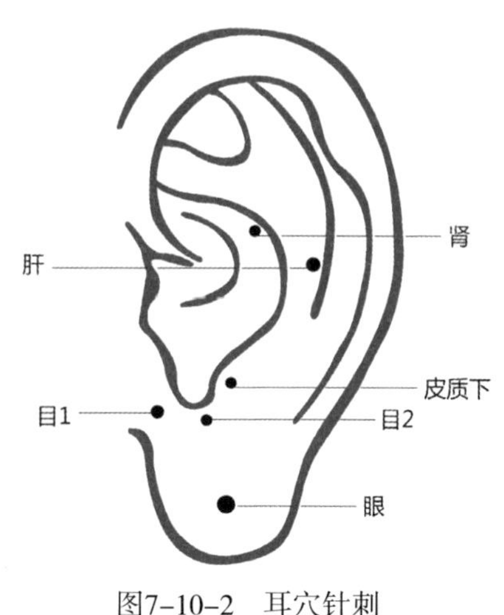

图7–10–2　耳穴针刺

刺激。在起针的时候左手要托住耳背，右手起针，并用消毒棉球来压迫针眼以避免出血，并用碘酒再次涂擦1次。每星期1次，5次为一疗程。

假性近视的预防和保健

（1）注意看书、看电视和电脑的距离和时长。在家看电视时要注意电视机高度要与视线相平、眼与荧光屏的距离不应小于荧光屏对角线长度的5倍、连续看电视1~1.5小时后要休息等。

（2）不要在躺着、坐车或者走路的时候看书。

（3）每次学习以及写字1~2小时之后，要注意眼睛的休息。眼睛的休息除了闭目休养之外，还可以通过眺望远方的方法来有效地让眼睛得到充分的休息，同时远眺还能够让睫状肌调节松弛。

（4）要注意膳食均衡，做到粗细搭配，荤素搭配，保证微量元素和维生素的补充，多吃新鲜蔬菜和水果以及海产品等，少吃糖果及甜食。

第八章 其他疾病

第一节 戒烟

全球范围内已有大量流行病学研究证实，吸烟和被动吸烟是导致多种疾病的危险因素。烟草几乎可以损害人体的所有器官，吸烟导致的主要疾病有：①肺癌及多种恶性肿瘤；②慢性阻塞性肺病；③心血管病；④脑血管病；⑤消化系统疾病：吸烟可引起消化性溃疡、胃炎和食管、结肠疾患，尤其会引起消化性溃疡复发；⑥内分泌疾病：每日吸烟20支，可使糖尿病危险增加1倍。吸烟还可促发甲状腺疾病；⑦口腔疾病：轻者口腔异味、黄牙，重者可引起唇癌、口腔癌、口腔白斑、白色念珠菌感染等；⑧眼科疾病：可引起中毒性视神经病变、视觉适应性减退、黄斑变性、白内障等；⑨其他疾病：吸烟还可引起血液病、骨质疏松等疾病。

另外，吸烟严重危害男性性功能。烟草中的有毒物质能够损伤睾丸，降低性激素分泌，损害阴茎的血液循环，引起男性阳萎。烟草中的尼古丁等有害物质还会减少精子的数量，影响精子的质量。它会杀伤精子，对精子的外形、活动力和穿透卵子的能力均有影响，造成男性不孕症或胎儿畸形；尼古丁浓度越高，影响越大。

吸烟可使女性容颜早衰，月经紊乱，痛经，雌激素低下，绝经期提前，骨质疏松，尿失禁。孕妇吸烟会严重影响胎儿发育的各个阶段，易引起自发性流产、早产、死产或宫外孕；引起胎儿发育迟缓、先天畸型等。妊娠妇女吸烟，其婴儿出生体重平均减少200g，出生低体重婴儿的儿率是不吸烟妇女的2倍。

耳穴埋针

【取穴】肺、胃、皮质下（图8–1–1）。

【操作】选准穴位，常规消毒，左手固定耳廓，绷紧穴区，右手用小摄子夹住消毒好的揿针，一般刺入穴内2/3，用胶布固定，先埋一侧，左右交替轮换。一般埋藏4~6天。

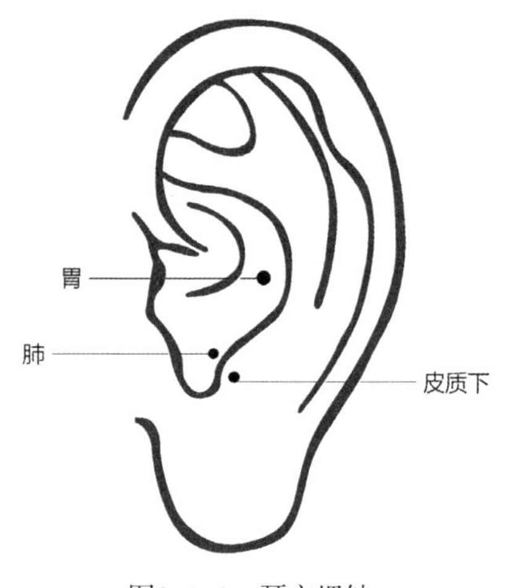

图8–1–1　耳穴埋针

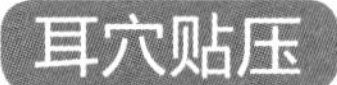

耳穴贴压

【穴位】口、肺、神门（图8–1–2）。

【操作】采用75%的乙醇自上而下消毒耳廓，找准穴位后，将王不留行籽耳穴贴贴紧并稍加压力，手法由轻到重，使耳朵感到发热、发胀、放射感为宜。每天自行按压一次或烟瘾发作时按压，每个穴位每次按压2~3分钟。隔2天更换1次，双侧耳穴交替使用，5次为一疗程，共2个疗程。

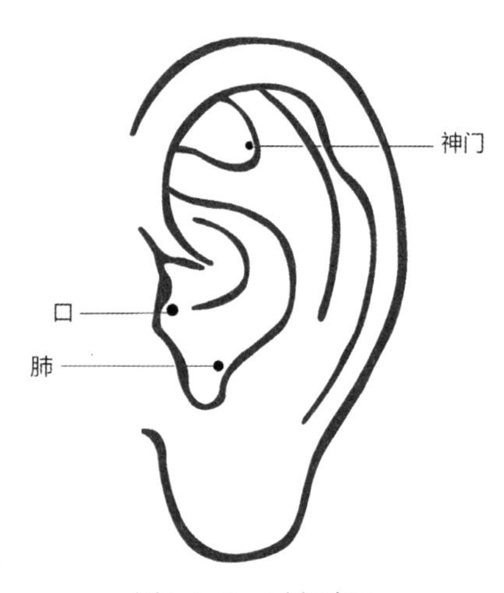

图8–1–2　耳穴贴压

世界卫生组织决定从1989年起将每年的5月31日定为世界无烟日。中国也将该日作为中国的无烟日。

第二节　晕动病

晕动病，也叫运动病，指乘坐车、船、飞机等交通工具时出现的眩晕、冷汗、恶心、呕吐等症状。

晕动病是一种常见病，儿童和青少年相对更容易发生。

本病属于中医学“眩晕”、“呕吐”等范畴。

耳穴贴压

【穴位】神门、胃、枕（图8-2-1）。

【操作】采用75%的乙醇自上而下消毒耳廓，找准穴位后，将王不留行籽耳穴贴贴紧并稍加压力，手法由轻到重，使耳朵感到发热、发胀、放射感为宜，每日按压3次，每次每穴1～2分钟，两耳交替贴压。

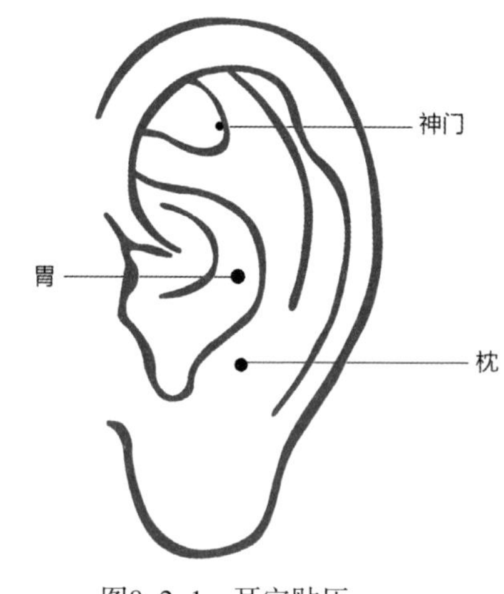

图8-2-1　耳穴贴压

小贴士

（1）不要饿肚子　最好在乘车前2小时用餐，且食物要清淡、易消化。

（2）不宜吃太饱　在乘车前不要吃得太饱，坐车时也不要吃零食，否则易导致肚子胀、反胃、恶心等不良情况。

（3）选好车座位　乘坐公共汽车时尽可能选择前排，避开轮胎上方的位置，以减轻颠簸震动。

（4）分散注意力　不要长时间看着快速移动的景物，可播放一些舒缓的音乐。

第三节　减肥

由于现代人的生活方式不合理、日常饮食的不科学，肥胖症发病率日益升高。肥胖症已经成为目前世界范围内最严重的公共卫生问题之一，也是当今社会仅次于吸烟的致死原因。正是基于此种现状，医学界将5月11日定为“世界防治肥胖日”，旨在提醒人们重视肥胖。

肥胖不仅是体重的超重，外形难看，更主要的会带来很多身体疾病，比如高血压、高血糖、高血脂、糖尿病、脂肪肝、多囊卵巢综合征、冠心病、关节炎等疾病。据统计，肥胖者并发脑栓塞与心衰的发病率比正常体重者高1倍，患冠心病比正常体重者高2倍，高血压发病率比正常体重者高2～6倍，合并糖尿病者较正常人约增高4倍，合并胆石症者较正常人高4～6倍，更为严重的是肥胖者的寿命将明显缩短。

耳穴贴压

【取穴】胃、脾、交感、内分泌、饥点（图8-3-1）。

【操作】采用75%的乙醇自上而下消毒耳廓，找准穴位后，将王不留行籽耳穴贴贴紧并稍加压力，手法由轻到重，使耳朵感到发热、发胀、放射感为宜，每日按压3次，每次每穴1～2分钟，两耳交替贴压。每次贴压一侧耳穴，双耳交替进行，每3天更换1次，10次为1个疗程。饭前按压，每穴每次按压20～30下，每日3～4次。

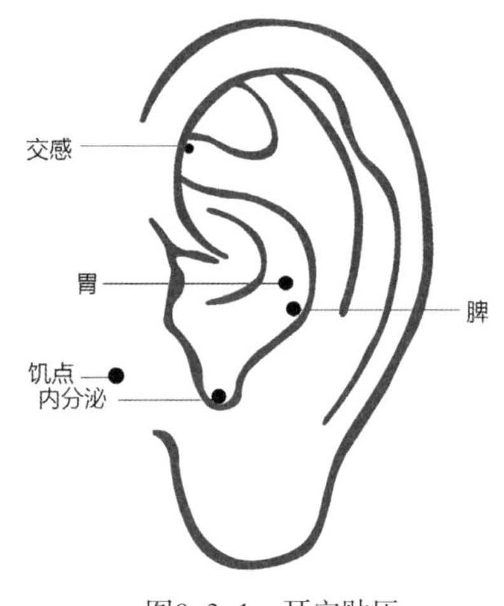

图8-3-1　耳穴贴压

耳穴针刺

【取穴】肺、口、脾、三焦、饥点、内分泌（图8–3–2）。

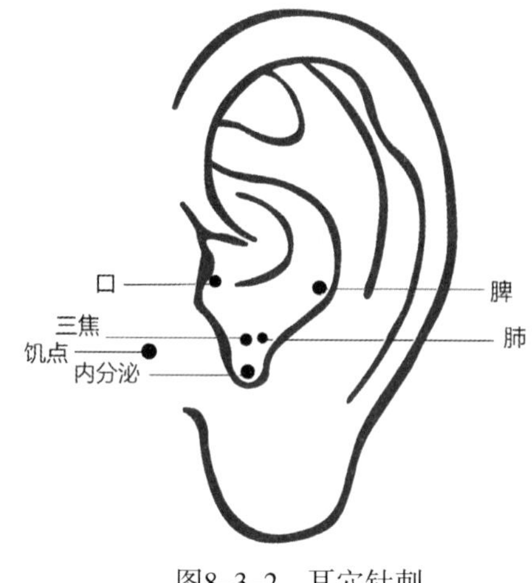

图8–3–2　耳穴针刺

【操作】找准穴位，然后将局部进行常规消毒，进针的时候左手固定耳廓，右手以半寸毫针垂直地刺入软骨，刺激的强度与手法要视个人的具体情况来定，针刺的深度要根据个人耳廓厚薄来灵活掌握。一般情况下，刺入皮肤2~3分即可，不能刺穿对侧的皮肤。留针时间一般不能少于20～30分钟，期间可以间断地捻针，以增强刺激。在起针的时候左手要托住耳背，而右手起针，并用消毒棉球来压迫针眼以避免出血，并要用碘酒再次涂擦1次。1天1次，双耳穴位要交替进行，10～15天为一疗程，间隔时间为5～7天，一般2个疗程即有明显效果。

小贴士

肥胖的界定

国际上流行用体重指数（BMI）划分肥胖程度，即体重（单位kg）除以身高（m）的平方。如下表所示：

分类	BMI（kg/m^2）
肥胖	BMI≥28.0
超重	24.0≤BMI<28.0
体重正常	18.5≤BMI<24.0
体重过低	BMI<18.5

第九章 耳部养生

第一节 鸣天鼓

“鸣天鼓”是我国流传已久的一种自我按摩保健方法，意即击探天鼓。该法最早见于丘处机的《颐身集》，原书这样描述：“两手掩耳，即以第二指压中指上，用第二指弹脑后两骨做响声，谓之鸣天鼓（可去风池邪气）”。在后世的《河间六书》中记载：“双手闭耳如鼓音，是谓鸣天鼓也。由脉气流行而闭之于耳，气不得泄，冲鼓耳中，故闻之也。”《圣济总录》、《修龄要旨》和《养生十六宜》中也都有“鸣天鼓”的记载，被称为我国传统健身术的“八段锦”和“易筋经”也都采用了”鸣天鼓”这个方法。

中医学认为，肾开窍于耳，肾气足则听觉灵敏；耳通于脑，脑为髓之海，髓海赖肾的精气化生和濡养，肾虚则髓海不足，就易致头晕、耳鸣。鸣天鼓则通过掩耳和叩击对耳产生刺激，因此，达到调补肾元、强本固肾的功效，经常做鸣天鼓可对头晕、健忘、耳鸣等肾虚症状均有一定的预防和康复作用。

【操作】

两掌分别紧贴于耳部，掌心将耳孔盖严，用拇指和小指固定，其余三指一起或分指交错叩击头后枕骨部，即脑户、风府、哑门穴，耳中“咚咚”鸣响如击鼓（图9-1-1）。

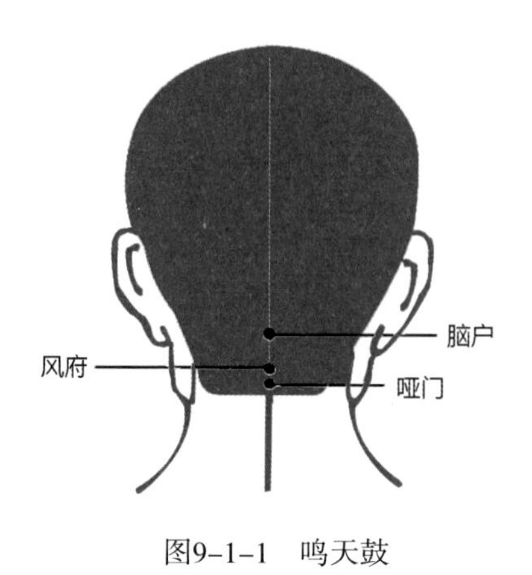

图9-1-1　鸣天鼓

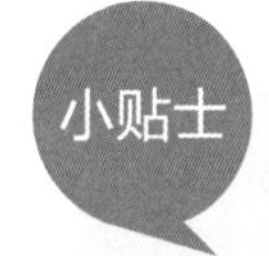

（1）做鸣天鼓时，要以耳部所能承受的程度来决定敲击的强度，不可过强，一般敲击20～40下。

（2）患有中耳炎或鼓膜穿孔等疾病的患者不宜进行。

第二节　揉耳朵

《千金翼方·养老大例》说："清旦初起，以左右手摩交耳，从头上挽两耳又引发，则面气通流，如此者令人头不白，耳不聋。"

【操作】

用双手按、揉、摩两耳廓，然后分别牵拉引动两耳廓，直至耳廓微红发热。这样可以流通气血，增强听力，养生家称此法为"营治耳廓法"（图9-2-1）。

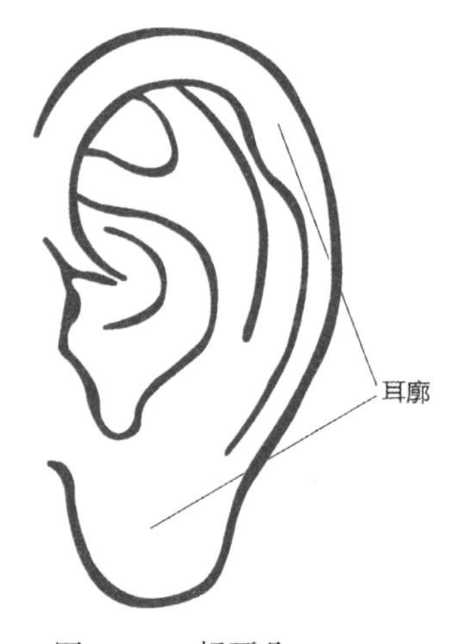

图9-2-1　揉耳朵

第三节　护耳保健操

（1）首先取端坐位，将两手搓热，做好准备工作。

（2）用双手捏住双耳上部耳轮，拇指位耳轮内侧，其余四指位于耳轮外侧，揉搓36次。

（3）用双手捏住双耳的下部，大拇指位于耳轮外侧，食指弯曲，位于内侧，揉搓36次。

（4）将双手掌心紧贴两耳，其余四指向后至枕部，两手中指相互对接。再将双手食指放于中指上，从中指用力滑下，叩击脑后枕部，叩36次。

（5）双手四指按住后枕部不动，将掌心轻轻按住耳道，再快速抬起，连续进行36次。

（6）用双手食指尖按住耳道口，旋转按摩6次后快速抬起，再按摩再抬起，连续6次。

（7）耳部保健操做完后，两手向上按压双耳，上下搓动20次左右，以耳热为度。